Docteur A. ROUX

❧

CONTRIBUTION A L'ÉTUDE

DES

DERMATOSES

Blennorrhagiques

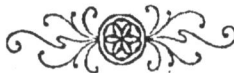

TOULOUSE

CH. DIRION, LIBRAIRE-ÉDITEUR

50, RUE SAINT-ROME, 50

1908

Docteur A. ROUX

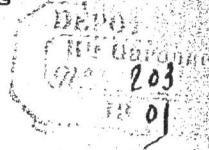

CONTRIBUTION A L'ÉTUDE

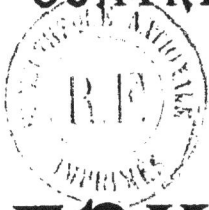

DES

ERMATOSES

Blennorrhagiques

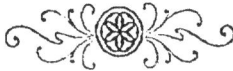

TOULOUSE

CH. DIRION, LIBRAIRE-ÉDITEUR

50, RUE SAINT-ROME, 50

—

1905

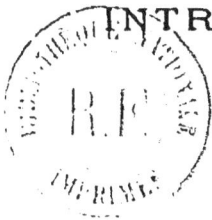

INTRODUCTION

Le présent travail a pour point de départ une observation appartenant à la clinique de Dermatologie et Syphiligraphie de Toulouse.

Notre excellent Maître, M. le Professeur Audry, qui a bien voulu accepter la présidence de notre thèse, nous a constamment entouré de ses sages conseils, et nous sommes heureux que la tradition nous permette de pouvoir lui témoigner ici toute notre respectueuse reconnaissance.

Nous remercierons également tous nos Maîtres, dont nous avons suivi les si savantes cliniques et dont nous ne pouvons oublier les conseils et la sympathie qu'ils nous ont sans cesse témoignée : nous n'oublierons pas que nous avons appris chez eux le peu que nous savons des choses de la médecine.

Nous serons heureux, enfin, de témoigner toute notre reconnaissance à M. le Docteur Bellat, qui suppléa à l'enseignement de nos Maîtres durant l'année que nous passâmes comme interne à l'asile d'aliénés de Breuty.

DÉFINITION

S'il est une maladie qui semble avoir existé
depuis la plus haute antiquité, c'est certainement
la blennorrhagie. Connue déjà du temps des Hé-
breux, nous savons que Moïse en parlait dans
ses leçons à son peuple. Hérodote et Hippocrate
la mentionnent également ; puis Celse, le premier,
attribue l'écoulement à une ulcération du canal ;
enfin, l'école arabiste décrit avec assez de soin la
blennorrhagie, paraissant insister particulièrement sur sa grande fréquence. Toutefois, l'inflammation uréthrale, ce que nous appelons aujourd'hui
la blennorrhagie, semble n'avoir pas été connue
des anciens, et c'est seulement lorsque la syphilis
pénétra en Europe que l'on commença à parler
d'elle ; pendant quelques années d'ailleurs, on la

considéra, non pas comme une entité, mais comme un des principaux symptômes de la vérole.

Ce n'est qu'au commencement du dix-huitième siècle que la distinction entre le chancre et la blennorrhagie commença à s'établir : Morgagni, en effet, établit à cette époque que l'écoulement ne provenait pas d'une ulcération du canal, et détruisit en même temps la vieille erreur d'écoulement de semence corrompue, en démontrant que le siège de l'écoulement était la muqueuse uréthrale et non pas les glandes séminales.

Il ne nous est pas possible ici de discuter les doctrines relatives à l'histoire de la blennorrhagie, non plus que les différentes théories qui se sont succédé tour à tour depuis la période des grands syphiligraphes français. Cullerier, en 1861, ne disait-il pas : « La nature de la blennorrhagie est la partie de son histoire la plus épineuse ; aussi a-t-elle été le sujet de dissidences nombreuses, dissidences encore vivantes aujourd'hui et qui ne s'éteindront peut-être pas de longtemps. » Malgré cela, nous ne pouvons passer sous silence le nom d'Hernandez et des véritables maîtres de l'école française, tels que Ricord, Cullerier, etc., qui sont venus détruire les théories de ceux qu'on appelait « les identistes ».

Ce n'est guère, en effet, que depuis une trentaine d'années que l'étude de la blennorrhagie semble avoir pris une nouvelle direction, et c'est depuis cette époque seulement qu'un grand nombre de travaux, tant en France qu'à l'étranger, sont venus affirmer de jour en jour la nature microbienne de cette maladie.

C'était tout d'abord Donné, qui, en 1844, signalait la présence de parasites; puis, en 1862, Jousseaume, qui décrivait un parasite végétal découvert par lui dans le pus de la blennorrhagie. Mais c'est seulement en 1871 qu'un microbe était décrit par Hallier; puis, en 1873, par Salisbury. En 1878, le Professeur Bouchard en faisait une description, et, en 1879, Neisser, après de nombreuses recherches, le déterminait : « Je l'ai retrouvé, dit M. Bouchard, en 1878, et je l'ai fait voir bien des fois à mes élèves. Il est constitué par des micrococcus légèrement allongés et effilés à une extrémité, ayant l'apparence d'une virgule très courte. Ils peuvent s'associer deux par deux, ou former des chapelets de trois et quatre grains. Ils sont mobiles, animés de mouvements d'oscillation et de translation. On les trouve libres entre les globules purulents, mais on les voit également dans l'intérieur des leucocytes. En 1879, ils ont été vus par Neisser, qui leur a reconnu tous les caractères que je viens d'indiquer. J'ai pu, avec la collaboration de M. Capitan, cultiver cet organisme. M. Capitan l'a trouvé dans le sang, chez un malade qui présentait des complications fébriles et inflammatoires, sans détermination articulaire. Dans quatre cas, je l'avais trouvé, comme Hallier, dans le sang des malades atteints de rhumatisme blennorrhagique. »

Dès lors, l'on arrive facilement à interpréter une série de phénomènes qui, jusqu'à ce jour, avaient fait l'objet de discussions fort nombreuses : le rhumatisme blennorrhagique n'est plus considéré comme un rhumatisme vrai, mais comme un pseudo-rhumatisme, c'est-à-dire comme une manifestation articulaire de cette affection générale, de cette maladie infectieuse : la blennorrhagie. Il en est de même de ces accidents décrits du côté du cœur, de l'œil, des gaines tendineuses, voire même des os (périostite, ostéomyélite) et des veines (phlébite de Vidart). Et si, dans sa remarquable leçon sur le rhumatisme blennorrhagique, M. Bouchard disait : « Il manque, pour que la démonstration de la nature infectieuse du rhumatisme blennorrhagique soit complète, que l'on ait démontré la présence de l'organisme parasitaire dans les jointures malades ; » peu de temps après, Pétrone retrouvait le micrococcus dans le liquide provenant des genoux de deux malades atteints l'un et l'autre de rhumatisme blennorrhagique.

Cependant, si, parmi les complications de la chaudepisse, il en est qui ont attiré l'attention et soulevé pendant bien longtemps d'interminables discussions, il en est au contraire qui ont passé bien longtemps inaperçues : nous voulons parler des manifestations qui se produisent du côté de la peau. C'est Pidoux, le premier, qui signala des éruptions cutanées auxquelles il donna le nom de lymphatico-herpétiques ; puis c'est Hervieux qui disait : « Je vois dans la blennorrhagie, avec M. Ferréol, une diathèse, une maladie générale. Comment s'établit cette diathèse ? Y a-t-il métastase ? pénétration directe du principe virulent dans les voies circulatoires ? Je l'ignore. Mais ce que je sais, c'est que la blennorrhagie peut donner lieu à des manifestations très variées et très multiples : épididymite, ophthalmie, arthrite, éruptions cutanées, etc..., qui ne sont explicables que par une intoxication. » Puis c'est Cullerier, dans son *Traité des affections blennorrhagiques*, qui dit : « On a vu quelquefois un eczéma aigu survenir durant un écoulement uréthral », et, un peu plus loin : « Je pourrais citer des faits assez nombreux relatifs à la prédisposition furonculeuse dans le cours de la blennorrhagie, sans toutefois avoir la prétention d'en explique. le mécanisme. » Puis, depuis une trentaine d'années, ont commencé à paraître, surtout en Allemagne, les quelques travaux que nous possédons sur ce sujet. La première observation, celle du Docteur Ballet, ne date que de 1881. Après cela, nous trouvons la leçon de Landouzy, faite à la Charité en 1882 ; puis, en 1884, la thèse d'Andret sur les « manifestations cutanées de la blennorrhagie », celle de Mesnet sur les « érythèmes blennorrhagiques ». En juin 1884, dans la *Gazette médicale de Paris*,

Balzer publie une observation d'érythème infectieux au cours de la blennorrhagie, puis apparaissent les observations de Klippel, de Voituriez,
le mémoire de Perrin, et enfin une série d'observations, surtout publiées en Allemagne. On trouvera une foule de renseignements dans le travail
de Buschke (1).

De toutes ces observations, il résulte que la
blennorrhagie peut présenter des manifestations
cutanées et que ces manifestations cutanées peuvent revêtir des formes diverses, sans aucun caractère propre, sans aucun caractère spécifique.
Aussi, croyons-nous ne pouvoir mieux faire que
de décrire les différentes sortes d'éruptions que
l'on a pu étudier jusqu'ici.

Nous étudierons donc, en quelques lignes,
l'étiologie et la pathogénie de ces dermopathies
blennorrhagiques ; puis, entrant de plein-pied
dans le sujet qui nous intéresse, nous passerons
successivement en revue les éruptions suivantes :
purpura, croûtes cornées, éruptions pustuleuses,
panaris gonococcique, abcès sous-cutanés, érythème simple, scarlatiniforme, polymorphe, etc.
Nous terminerons, enfin, par un court aperçu sur
l'évolution, le pronostic et le diagnostic de ces
différentes manifestations blennorrhagiques.

(1) Buschke. *Archiv f. Dermat. u. Syph.*, 1899, t. XLVIII.

ETIOLOGIE

Il suffit de jeter un coup d'œil sur les quelques
observations que nous avons pu recueillir, pour
remarquer que ces manifestations cutanées n'atteignent guère, en général, que des individus jeunes, de quinze à trente-cinq ans, et sont beaucoup
plus communes chez l'homme que chez la femme,
C'est d'ailleurs une règle, connue de tous, que les
complications blennorrhagiques sont moins fréquentes chez la femme que chez l'homme : le
rhumatisme n'en est-il pas un exemple bien frap-
pant ?

Pour certains auteurs, cette prédilection bien
marquée des complications blennorrhagiques résulte simplement de ce que la blennorrhagie est
beaucoup plus fréquente chez l'homme, et qu'on
la rencontre généralement à un âge variant de
quinze à trente-cinq ans. D'autres prétendent que

la muqueuse uréthrale étant, chez l'homme, plus apte à retenir le gonocoque, grâce à sa plus grande longueur et à ses replis plus nombreux, la généralisation de la blennorrhagie est par cela même plus facile et en même temps le pus plus virulent. D'autres, enfin, prétendent que l'existence de la blennorrhagie chez la femme est assez souvent méconnue, soit parce que chez elle les douleurs sont généralement moins intenses, soit parce que certaines raisons l'obligent à dissimuler son mal ou tout au moins à ne pas en parler.

Mais si l'âge et le sexe jouent un certain rôle dans l'apparition de ces manifestations cutanées, il ne faut pas oublier que les conditions individuelles jouent ici, comme dans toutes les maladies générales infectieuses, un rôle prépondérant : tel individu sera dans des conditions plus ou moins favorables de réceptivité, offrira un terrain plus ou moins propice au développement de l'élément infectieux. Qu'une cause adjuvante intervienne, et la dermopathie sera constituée. Et parmi les causes adjuvantes, il nous faut entendre soit une complication générale ou locale, arthropathie, orchite, soit un excès quelconque, marche prolongée, surmenage, excès de table, etc., etc.

Enfin, un fait intéressant, et que nous ne saurions passer sous silence, est que presque tous les malades, ayant présenté des manifestations cutanées lors d'une première atteinte de blennorrhagie, ont vu ces mêmes éruptions réapparaître à chaque infection nouvelle : l'observation rapportée par M. Vidal, en 1893, est assez concluante à ce sujet.

La question même de la race ne semble pas étrangère au développement de ces manifestations blennorrhagiques. C'est à peine si dans certains pays on en fait mention. En France, les observations que nous possédons sont plutôt rares. En Allemagne, au contraire, les cas de dermatoses gonococciques paraissent beaucoup plus fréquents que partout ailleurs; les principales observations que nous possédons à ce sujet nous viennent d'Allemagne, et la plupart des sujets traités en France sont de nationalité allemande. Aussi, peut-on se demander, à juste raison, si la race germanique ne présente pas pour ces manifestations une réceptivité toute particulière.

PATHOGÉNIE

Lorsqu'un malade se présente avec un érythème blennorrhagique bien caractérisé, deux cas doivent être envisagés : ou bien le malade n'a été soumis à aucune médication, ou bien il a absorbé des balsamiques et en particulier du copahu.

Il y a quelques années, presque tous les auteurs s'imaginaient que les balsamiques étaient seuls capables de provoquer des manifestations cutanées : ils s'appuyaient sur ce fait, que le copahu, s'éliminant par la peau, devait avoir une influence très manifeste sur la peau et produire ainsi à lui seul les différents érythèmes qu'il leur avait été donné d'observer.

Ce n'est pas que le copahu n'ait, à notre avis, aucune influence sur la peau : on a vu, en effet, des érythèmes survenir dans certains cas où le balsamique pouvait seul être mis en cause ; mais

ce qui est certain, c'est qu'auparavant l'on décrivait, sous le nom d'érythème copahivique, des
éruptions dues à toute autre cause. D'ailleurs,
M. Besnier ne disait-il pas, en parlant des érythèmes médicamenteux : « Les médicaments étant
d'ordinaire administrés parce qu'il existe un état
pathologique constitué, aigu, subaigu ou chronique, l'érythème, qui survient chez un malade traité
par un médicament capab.e d'irriter le système
névro-musculaire de la peau, est-il bien le résultat de cette action médicamenteuse, et ne peut-il
pas provenir soit de la maladie préexistante, soit
d'une altération humorale secondaire? Cela mé-
rite d'autant mieux considération que ces érythèmes médicamenteux sont, en définitive, rattachés
étroitement aux intolérances personnelles et que
bien peu d'entre eux ont quelque spécificité objec-
tive, exclusive et propre, assez nette ou assez
connue pour constituer un signe de certitude. Si
l'on considère, d'autre part, que la plupart des
maladies dans lesquelles on observe les érythèmes
médicamenteux peuvent provoquer de toutes piè-
ces, à titre d'affections secondaires, des érythèmes de semblable caractère, on aura entrevu la
difficulté du problème ? »

D'ailleurs, deux arguments semblent plaider en
faveur de notre façon de voir. Si le copahu était
seul capable de produire des manifestations cutanées, pourquoi n'en produirait-il pas dans les
autres affections que la blennorrhagie? Ne l'a-t-on

pas assez souvent employé dans la bronchite, la cystite, l'iritis syphilitique, le psoriasis et la néphrite ? Dans aucun cas, on ne signale pourtant d'éruption. C'est seulement lorsqu'on l'a employé dans la diphtérie que l'on a rapporté des cas d'érythème ; mais n'en est-il pas ici comme dans la blennorrhagie ; n'a-t-on pas affaire à une maladie infectieuse, et ne doit-on pas incriminer surtout l'agent infectieux ?

De plus, l'érythème devrait être subordonné à la médication : la suppression de la cause devrait faire disparaître l'effet ; or, bien souvent, on a forcé la dose de copahu et l'érythème n'en a pas moins rétrocédé.

Nous devons donc conclure avec M. Besnier : « La blennorrhagie pouvant déterminer d'une manière certaine la plupart des manifestations cutanées qui ont été attribuées aux balsamiques en général et au copahu en particulier, ces manifestations ne doivent plus être rapportées à titre banal aux balsamiques exclusivement. »

Dans un autre cas, le malade n'a été soumis à aucune médication. Plusieurs théories ont été émises.

On a prétendu, dit Bergeron, que les érythèmes de la blennorrhagie seraient une affection rhumatismale et n'auraient avec la blennorrhagie qu'un simple rapport de coïncidence. Mais si l'érythème passe, et avec raison, pour être une complication du rhumatisme, il n'est pas forcément rhumatismal, attendu qu'on le rencontre chez des femmes atteintes de vaginite, leucorrhée, de même que chez les blennorrhagiques, sans jamais retrouver la moindre manifestation arthritique.

On a invoqué d'autres faits à l'appui de cette théorie : la rareté de ces érythèmes, leur absence de caractère particulier permettant de les classer à part, comme le rhumatisme blennorrhagique, par exemple, leur peu de gravité, leur influence nulle sur l'écoulement, etc...

A ces objections, il est facile de répondre que la rareté des éruptions blennorrhagiques est due probablement à ce que, dans la majorité des cas, la blennorrhagie est une affection bénigne. Elle est, d'ordinaire, une maladie simplement locale dont l'évolution est exclusivement uréthrale et se fait sans phénomènes généraux, tels que fièvre ou réaction quelconque sur l'organisme. D'autre part, elle frappe d'ordinaire des individus jeunes, robustes, résistants, chez lesquels tous les organes sont en parfait état. Quand elle se complique, c'est à la suite d'écarts de régime, d'excès ou de défaut de soins. C'est ainsi que l'érythème blennorrhagique pourra se rencontrer à la suite d'un refroidissement, d'une fatigue, et chez les prédisposés, les érythèmes les plus divers pourront survenir à la suite des causes les plus variées.

On a invoqué l'influence nulle de l'éruption sur l'écoulement, mais cette objection ne nous paraît pas avoir grande importance. Dans le rhumatisme blennorrhagique, par exemple, ainsi que l'a démontré M. le Professeur Fournier, il n'y a pas non plus de règle en ce qui concerne l'écoulement ; tantôt il persiste, tantôt il diminue, tantôt il s'arrête.

Quant à l'absence de caractère particulier des éruptions d'origine blennorrhagique, M. Besnier a bien montré qu'on ne peut toujours spécifier une manifestation cutanée d'après sa condition étiologique : « Que l'érythème scarlatiniforme soit provoqué par un agent toxique interne ou externe, tel que le mercure, par exemple, il n'est pas pour cela différent dans sa nature d'un autre cas absolument semblable, dans lequel cette cause déterminante n'aura pas existé ou aura été dissemblable. La même éruption érythémateuse peut être provoquée par un coup de froid, une blennorrhagie, l'usage interne du mercure, une. friction d'onguent napolitain. » Perrin, s'appuyant sur les travaux de Legrain, de Nancy, montre bien que « les exemples ne manquent pas d'un processus clinique unique, consécutif à l'introduction dans l'organisme de microbes différents, et pour n'en citer qu'un, on voit, par exemple, l'inflammation des méninges relever tantôt du bacille de Koch, tantôt du pneumocoque de Frœnkel, tantôt encore du micro-organisme de la méninge cérébro-spinale ».

L'ensemble de ces faits paraît donc démontrer

que la blennorrhagie est susceptible de s'accompagner de manifestations cutanées qui éclatent de la même manière que d'autres accidents : l'épididymite, les arthrites, par exemple. On doit donc admettre le rôle pathogénique de la blennorrhagie, mais comment alors interpréter l'érythème ? Ici interviennent de nouvelles théories.

1° Dans la théorie de la pyohémie, il y aurait résorption purulente à la surface des muqueuses contaminées ; les arthrites et les érythèmes auraient la même pathogénie que dans l'infection purulente. On voit survenir des arthrites dans la dysenterie et dans la bronchectasie (Gerhardt) par résorption à la surface des muqueuses intestinale ou bronchique. Il y a, en effet, une ressemblance entre les éruptions cutanées de la blennorrhagie et celles de la pyohémie, mais les manifestations articulaires diffèrent absolument. MM. Guyon et Janet *(Annales des maladies des organes génitaux urinaires)* ont montré que les épanchements purulents de la blennorrhagie, caractérisés par la présence des micro-organismes de la suppuration, sont extrêmement rares. Presque toujours, ces épanchements sont séreux.

2° La théorie nerveuse a été soutenue, pour expliquer les érythèmes, par Kœbner, qui, le premier, en fit mention en 1869. Elle l'a été ensuite par Lewin.

Pour ce dernier auteur, « tous les érythèmes sont dus à des actions sur le système nerveux,

ayant pour but de produire la dilatation des capil-
laires avec ses conséquences, la transsudation et
l'exsudation ». L'auteur fait remarquer dans les
parois vasculaires la présence de constricteurs et
de dilatateurs ; les muscles vasculaires ont des
nerfs avec des ganglions périphériques, et, de
plus, il y a dans la moelle des centres échelonnés
qui sont des centres vaso-moteurs. C'est l'excita-
tion de ce système périphérique ou central qui
va produire tous les érythèmes (variole, rougeole, etc.), soit par action réflexe, soit par l'action du sang altéré. Ainsi, on verra des érythèmes,
causés par l'irritation des vaso-moteurs, dans les
traumatismes, les tumeurs de la moelle, dans les
cas où il y a infection du sang, dans les cas où
un organe irrité deviendra le point de départ d'un
réflexe vaso-moteur. Les éruptions de la syphilis
ont la même pathogénie, l'action sur le système
nerveux. L'érythème polymorphe de la blennorrhagie serait dû au réflexe partant de la muqueuse uréthrale. C'est ainsi qu'à la suite du ca-
thétérisme de l'urèthre, on a vu survenir des arthrites d'origine réflexe. A côté de cette irritation
mécanique, l'influence toxique de la blennorrhagie purulente produirait, en irritant la muqueuse uréthrale, les mêmes effets et particulièrement les arthropathies, les manifestations cutanées.

3° Dans la théorie de l'infection par le gonocoque, on attribue à ce micro-organisme la cause

de toutes les complications de la blennorrhagie.
On le trouvait non seulement dans le pus de
l'urèthre, mais encore dans le pus de l'ophthalmie
des nouveau-nés, de l'ophthalmie blennorrhagique, de l'abcès péri-uréthral, de la bartholinite,
dans les liquides intra-utérins, dans les annexes
de l'utérus, dans les liquides articulaires, dans le
sang des malades atteints de synovite articulaire
blennorrhagique, etc. Sahli signale la présence
du microbe de Neisser dans une « métastase cutanée » compliquant une blennorrhagie. Il s'agissait
d'un malade ayant la blennorrhagie depuis environ deux mois et souffrant de douleurs dans le
voisinage des deux genoux. Il se fit, dans cette
région, des abcès cutanés gros comme le poing.
Sahli les ouvrit ; il s'en écoula un pus sanguinolent et il fut facile d'y constater la présence
de nombreux gonocoques caractéristiques, dit
Sahli, et « arrangés suivant la disposition habi-
tuelle ». Ce fait tendrait à prouver, d'après l'auteur, que, dans le rhumatisme blennorrhagique,
la transmission ne se fait pas par la voie ordinaire,
le sang, et en vertu d'une prédisposition particulière du genou, mais par des voies anatomiques
prêtes à l'avance, telles que les canaux lymphati-
ques. « Cette supposition, dit-il, peut seule expliquer pourquoi ces métastases peu communes ont
pour siège la région du genou. »
    Du côté de la peau, on a aussi attribué au go-
nocoque les érythèmes rubéoliforme et scarlati-

niforme qui surviennent au cours de la blennorrhagie. Rappelons les paroles de Mesnet : « La peau étant une des principales voies d'élimination des agents infectieux quels qu'ils soient, il est permis de concevoir que l'agent infectieux de la blennorrhagie puisse s'éliminer en produisant des manifestations cutanées toutes particulières, comme cela s'observe dans les autres maladies infectieuses. » On rapporte donc tout au gonocoque et on considère la blennorrhagie, non seulement comme une affection parasitaire, mais encore comme une maladie générale d'emblée, diathésique : infection du sang par la blennorrhagie, gonohémie.

Il y a d'ailleurs longtemps que l'on a constaté les accidents infectieux auxquels peut donner lieu la blennorrhagie : la pleurésie, la péritonite, l'endocardite en sont les témoins les plus frappants. Puis, le gonocoque n'est plus retrouvé seulement dans le rhumatisme blennorrhagique ; on le retrouve encore, à l'exclusion de tout autre microorganisme, dans des ostéopériostites et des ostéomyélites. Enfin, on constate sa présence dans certaines manifestations cutanées, et ici encore c'est lui seul qui peut être mis en cause. Dans l'observation communiquée par M. le Professeur Audry, l'examen des différents abcès a révélé l'existence de nombreux gonocoques absolument typiques ; dans celle rapportée par M. le Professeur Rispal, l'examen du contenu trouble des phlyctènes a révélé l'existence de diplocoques ne prenant pas le Gram « en tout semblables au gonocoque de Neisser ».

A cela, enfin, il nous faut ajouter que ce n'est pas seulement le gonocoque qu'actuellement on incrimine, mais c'est encore le poison gonococcique, la toxine, que l'on suppose agir sur les centres nerveux ou les extrémités vasculaires. Quant à savoir dans quelles conditions se fait l'absorption du poison, on l'ignore, quoique la plupart des auteurs aient admis la voie lymphatique ou sanguine.

SYMPTOMATOLOGIE

Parmi les manifestations cutanées d'origine blennorrhagique, nous décrirons les diverses formes que l'on a pu observer jusqu'ici, et nous y joindrons, pour en rendre la compréhension plus facile, les observations se rattachant à chacune de ces formes. Nous diviserons donc ce chapitre en plusieurs parties et décrirons successivement, en insistant plus particulièrement sur les érythèmes blennorrhagiques et sur les abcès sous-cutanés :

I. — Des poussées de purpura.

II. — Des éruptions de croûtes cornées.

III. — Des éruptions pustuleuses à gonocoques.

IV. — Des panaris gonococciques.

V. — Des abcès sous-cutanés.

VI. — Des érythèmes simples, scarlatiniformes polymorphes, etc.

I

Purpura.

On a signalé quelques cas de purpura survenus à la suite de blennorrhagie : ces cas, assez rares puisque l'on n'en possède que quelques observations, sont par eux-mêmes peu concluants. Bès, dans sa thèse, parle d'un malade guéri depuis deux mois d'une blennorrhagie et chez lequel survient tout à coup une poussée de purpura avec érythème des jambes. M. Heller communique le cas d'un homme de trente-sept ans, ancien blennorrhagique et rétréci, qui, pendant une nouvelle atteinte de chaudepisse, eut des complications vésicales, articulaires, puis un exanthème purpurique. MM. Balzer et Lacour en ont aussi rapporté un cas. Enfin, quelques autres observations relatent des éruptions purpuriques chez des blennorrhagiques, mais, dans presque toutes, il semble que l'éruption résulte de la fatigue, du surmenage, plutôt que de la blennorrhagie elle-même : celle-ci n'agirait que comme cause adjuvante, soit par la dépression morale qu'elle produit chez certains sujets, soit par la débilitation. Le plus souvent d'ailleurs, l'éruption purpurique n'est qu'un érythème blennorrhagique qui, au lieu de rester simple, est devenu hémorrhagique, comme il peut devenir vésiculeux dans certaines autres circonstances.

II

Éruption de Croûtes cornées.

De toutes les manifestations cutanées qui peuvent survenir au cours de la blennorrhagie, ce sont certainement les éruptions de croûtes cornées qui sont les plus rares et en même temps les plus singulières. Nous n'avons, à ce sujet, que bien peu d'observations. En 1893, Vidal, dans les *Annales de Dermatologie et de Syphiligraphie,* rapporte l'observation d'une « éruption généralisée et symétrique de croûtes cornées, avec chute des ongles, d'origine blennorrhagique, coïncidant avec une polyarthrite de même nature ; récidive à la suite d'une nouvelle blennorrhagie, deux ans après la guérison de la première maladie ». Puis, en juin 1895, dans le *Bulletin de la Société française de Dermatologie et de Syphiligraphie,* Jeanselme cite un autre cas d'éruption cornée chez un sujet atteint de blennorrhagie. On en a publié quatre à cinq autres faits.

Il nous est facile, par ces observations, de re-

marquer que l'évolution de ces croûtes est toujours à peu près identique. Quelques semaines en
général après l'écoulement uréthral, et sans douleur, sans fièvre ni réaction locale, l'élément
éruptif débute d'emblée sous forme de croûtes;
jamais ces dernières ne sont précédées ni de
bulle, ni de pustule, ni d'aucune trace de suppuration.

Elles sont de dimensions plus ou moins grandes, de formes plus ou moins variées : Jeanselme
en cite une, mesurant quatre centimètres de diamètre sur deux de hauteur, complètement évidée
à sa base, comme une corne de ruminant et rappelant, par sa forme et son relief, un massif montagneux couronné de plusieurs pics. Leur consistance est dure, un peu moindre pourtant que celle
de la corne ; elles semblent formées de stratifications successives dont on voit les traces à la périphérie sous forme de cercles irréguliers striant
la surface de la base au sommet. Avec un peu
d'effort, on peut séparer les unes des autres ces
différentes stratifications, et le centre apparaît
alors moins coloré que la périphérie ; il est d'un
blanc-grisâtre, tandis que l'élément éruptif présente une coloration brun-noirâtre. Elles ne sont
pas douloureuses à la pression et ne déterminent
qu'une sensation de gêne dans les mouvements
d'extension et de flexion. Elles sont assez fortement adhérentes, et l'on trouve au-dessous de la
peau saine, à peine un peu rouge, mais ne présen-

tant jamais ni suintement, ni ulcération, ni exco-
riation ; le tégument est sain au voisinage des
placards éruptifs.

Le plus souvent localisées aux membres inférieurs, soit aux genoux, soit aux pieds, où elles
sont plus abondantes sur la région plantaire, elles
sont rares aux mains et encore plus sur les autres
parties du corps. Le malade de Vidal présentait
pourtant une éruption de croûtes petites et disséminées sur la tête, la face et le cou, mais Vidal
nous fait remarquer, à juste raison, que ces croûtes
deviennent plus grosses sur le tronc et sont d'autant plus abondantes qu'on se rapproche des extrémités et surtout des extrémités inférieures.

Enfin, elles présentent généralement une sy-
métrie qu'il est bon de faire remarquer. Dans un
cas, ce sont les genoux qui se recouvrent en même
temps d'élevures cornées ; dans l'autre, ce sont
les pieds ; dans l'autre, enfin, ce sont des éruptions absolument symétriques, et quant à leur localisation et quant à leur forme, puisqu'elles existent de chaque côté du corps sur les mêmes parties
et qu'elles sont de plus en plus grosses à mesure
que l'on se rapproche des extrémités.

Et c'est justement à cause de leur analogie avec
certains troubles manifestement trophiques, à
cause de leur disposition symétrique, de leur in-
dolence, de leur prédominance sur les membres
inférieurs qui, seuls, ont été atteints d'arthropathies, de l'intégrité du tégument au voisinage des

placards éruptifs, que l'on est arrivé à ne plus
considérer ces éruptions comme une manifestation directe de la blennorrhagie ; on a voulu voir
entre celle-ci et l'altération cutanée un intermé-
diaire nécessaire, indispensable : le système nerveux ; le virus blennorrhagique aurait touché l'axe
médullaire et modifié son pouvoir trophique.

OBSERVATION PREMIÈRE

E. Jeanselme. *Bulletin de la Société de Dermatologie*, juin 1895, *Résumée*.

Eugène Bal, vingt-quatre ans, charretier, entre le
29 mai 1895 à l'hôpital Beaujon, pour une blennorrhagie contractée au commencement du mois d'avril dernier. Une semaine environ après le début de la chaudepisse, l'articulation coxo-fémorale se prend, puis
bientôt les deux genoux. Trois semaines après le début du rhumatisme, la face dorsale du gros orteil
gauche se couvrit d'élevures cornées qui se développèrent ensuite sur le dos des autres orteils, puis sur la
plante du pied droit. Le malade ne pouvait mettre sa
chaussure à cause du volume des productions cornées,
mais il ne ressentait aucune souffrance. Une quinzaine de jours après, une éruption semblable occupait
le pied droit.

Pied gauche. — Sur le dos du gros orteil, énorme
corne d'un jaune-brunâtre, mesurant quatre centimètres de diamètre sur deux de hauteur, ayant la

forme et le relief d'un massif montagneux couronné
de plusieurs pics. Cette corne, extrèmement dure,
repose directement sur la peau saine. Il n'y a ni liseré
érythémateux, ni saillie papuleuse à la base de la production cornée. Au niveau de la racine du gros orteil, existe une masse cornée semblable qui recouvre
l'articulation métatarso-phalangienne. Elle est allongée suivant l'axe de ce doigt, mesure un centimètre
de longueur sur deux de largeur et un et demi d'é-
paisseur, et ressemble à une chaine de montagnes dont
la crète serait surmontée de plusieurs pics. Sur le dos
des troisième et cinquième orteils, productions analogues, mais plus petites; sur le quatrième, une corne a
intéressé la matrice de l'ongle et en a déterminé la
chute.

Un disque aplati, à deux sommets surbaissés, siège
au niveau du bord externe du pied, sur le cinquième
métatarsien. Une autre corne, allongée d'avant en
arrière, à sommet trifurqué, occupe le bord interne
du pied, au milieu de la clef de la voûte plantaire.

Des plaques cornées coiffent la pulpe des orteils,
surtout du premier, et recouvrent la partie antérieure de la plante du pied.

L'excavation plantaire est doublée d'une semelle
cornée, constituée par une multitude de petites cornes confluentes. Elle est en partie détachée et, au-
dessous d'elle, la peau a son aspect normal. Une coque
talonnière, épaisse de près d'un centimètre, engaine
toute la région calcanéenne, remonte en arrière jusqu'à l'insertion du tendon d'Achille et empiète laté-
ralement sur les bords du pied où la plaque cornée
se termine par un bord net et sinueux, formé par

des élevures à sommet distinct qui se confondent par leurs bases.

Pied droit, — Lésions identiques, mais beaucoup moins développées. Coque talonnière minime, placard de la voûte plantaire également moins épais, lame cornée recouvrant la pulpe des orteils et le bord externe du cinquième métatarsien; le tout disposé symétriquement par rapport au pied gauche. Cependant, le dos des orteils n'est surmonté d'aucune production cornée.

Le malade affirme qu'avant la blennorrhagie, il n'a jamais eu de lésions analogues. L'épiderme de la plante des pieds était seulement plus épais, ce qui s'explique aisément, la profession du malade étant connue. Les mains et le reste du tégument sont tout à fait indemnes..... Aucun stigmate de syphilis. Aucune maladie grave avant la blennorrhagie.....

9 juin. — La température n'a jamais dépassé 37°,5. Les lésions tendent vers la guérison. L'une des cornes situées sur le dos du gros orteil gauche s'est détachée et s'est évidée intérieurement comme une corne de ruminant, et la place qu'elle occupait est marquée par une tache rougeâtre, sèche et non saillante.

Depuis, l'affection cutanée du malade s'est grandement améliorée, en quelque sorte spontanément, car il a pris, pour tout traitement, du salol (1 gr. 50 par jour) et des injections de permanganate de potasse. Aujourd'hui, 25 juin, jour où le malade sort d'autorité, presque toutes les productions cornées sont tombées.

OBSERVATION II

Vidal. *Annales de la Société de Dermatologie et de Syphiligraphie*, 1893, p. 3.

Alexandre C..., âgé de vingt-quatre ans, exerçant la profession de relieur, est un homme de taille moyenne, d'un tempérament nerveux.

Antécédents. — Son père et sa mère sont rhumatisants. (Nous avons appris, depuis, que cette dernière est devenue folle et est morte en 1892.)

A l'âge de dix-huit ans, C... contracta une blennorrhagie et des chancres moûs. La blennorrhagie guérit rapidement sans aucune complication. Les chancres furent cicatrisés en moins de trois semaines ; ils ne furent suivis d'aucun symptôme de syphilis secondaire, ce qui confirma le diagnostic de chancres mous non infectants, inscrit, par M. Mauriac, sur le billet du malade à l'hôpital du Midi.

Le 25 février 1890, il s'aperçoit d'une nouvelle blennorrhagie assez aiguë ; elle marqua le point de départ et fut l'origine des accidents infectieux qui devaient l'obliger à passer plusieurs mois à l'hôpital.....

Dans les premiers jours d'avril, sans que le malade puisse indiquer la date précise, il vit se développer, sur la peau de la région antérieure du genou droit, des croûtes qui persistaient encore quelques semaines plus tard et dont nous parlerons en décrivant les lésions cutanées au moment de l'entrée à l'hôpital Saint-Louis.

Vers la fin d'avril. des croûtes de même espèce se

formaient sur les pieds et sur les mains, beaucoup
plus abondantes sur les régions plantaires et palmai-
res. Le malade dit que ces croûtes n'avaient été précédées ni de vésicules, ni de bulles.

Cette éruption le décide à entrer à l'hôpital Saint-
Louis; il y est admis, salle Devergie, numéro 244,
le 27 mai.

État actuel. — Ce malade est pâle, amaigri, profondément cachectique et condamné au decubitus
dorsal par les souffrances prolongées d'une polyarthrite blennorrhagique.

La blennorrhagie, qui a d'abord été traitée par le
cubèbe, puis l'opiat au cubèbe et au copahu, n'est
pas encore terminée et la pression sur le trajet de
l'urèthre fait sourdre quelques gouttes de muco-
pus.....

La peau attire l'attention par une dermopathie tout
à fait insolite, c'est une éruption symétrique et généralisée de croûtes dures, cornées, sèches, sans traces
d'humidité ni de suintement. Petites et disséminées
sur la tête, sur la face, sur le tronc, ces croûtes deviennent plus grosses sur les membres et sont d'autant plus abondantes qu'on se rapproche davantage
des extrémités et surtout des extrémités inférieures.

La main droite est beaucoup plus envahie que la
gauche. La face palmaire présente des croûtes d'un
jaune-brun, les unes isolées, les autres réunies, les
unes aplaties, les autres saillantes, enchâssées dans
un épiderme très épaissi, fortement adhérentes, et
présentant une très grande ressemblance avec la
syphilide cornée.

Les doigts sont inégalement envahis, quelques croûtes discrètes sur leurs faces externes, internes et antérieures. Elles sont plus abondantes vers l'extrémité des doigts où elles se confondent pour former une croûte cornée, épaisse, enveloppant tout le bout du doigt et soulevant l'ongle qui est déjà presque détaché. La pression fait suinter quelques gouttes de pus provenant du tissu sous-onguial. Ces productions cornées sont entourées par un liseré rougeâtre.

La main gauche, beaucoup moins atteinte, ne présente que trois petites croûtes cornées sur sa face palmaire. Les deux derniers doigts sont indemnes. Des croûtes soulèvent le bord libre des trois premiers doigts.

Les bras et les avant-bras sont très peu atteints. On y voit, disséminées, de petites croûtes cornées qui ressemblent, et par leur coloration et par leur demi-transparence, à de fines gouttelettes de cire jaune. Elles sont en général discrètes ; on ne les trouve en groupe qu'au bord externe de l'avant-bras droit.

Tandis qu'autour du genou gauche on ne voit que quelques rares éléments croûteux, sur la face antérieure du genou droit (siège d'une des arthrites blennorrhagiques), les croûtes sont plus abondantes, plus nombreuses, plus volumineuses, d'apparence jaunâtre, cireuse, ayant une saillie conique de un à trois millimètres au-dessus du niveau de la peau, formant deux groupes, un supérieur situé juste au-dessus du bord de la rotule et un inférieur composé d'éléments plus petits.

Le pied droit est moins envahi que le gauche. La peau de sa face dorsale est à l'état normal. Celle de la face dorsale des deux derniers orteils est recouverte par une enveloppe cornée d'un jaune-brun, plus épaisse sur la saillie des articulations interphalangiennes.

L'extrémité des deux derniers orteils est coiffée par une calotte cornée qui commence à soulever les ongles. Une véritable corne cutanée, demi-transparente, formant un cône d'un centimètre et demi de hauteur, dont la base n'a pas plus d'un centimètre de diamètre, s'élève sur la peau de la face dorsale du cinquième orteil, au niveau de l'articulation de la première phalange avec la deuxième.

La face plantaire du pied sur toutes les parties qui reposent sur le sol est recouverte d'une croûte cornée en forme de fer à cheval, convexe du côté du bord interne. Cette plaque cornée est plus épaisse et plus dure sous le talon et à la base des orteils. Dans ces régions, elle est en partie brisée, exfoliée et se soulève par larges écailles dures et épaisses.

La lésion dépasse la plante du pied et s'étend un peu sur ses bords.

On retrouve sur le pied gauche les mêmes lésions, mais moins accentuées.

Les extrémités de tous les orteils sont recouvertes d'une croûte cornée encore plus complète et plus épaisse que celle des doigts de la main droite.

Tous les ongles paraissent soulevés.

Sur le bord interne se trouve une croûte conique tout à fait cornée, du diamètre d'une pièce de cinquante centimes. En la détachant, on met à nu une papille un peu humide.

On voit une autre croûte semblable au niveau de la malléole externe.

Sur la région antérieure de la poitrine, sur le dos, sur l'abdomen, on constate la présence de quelques petites croûtes convexes, sèches et dures, qui, pour la plupart, ne dépassent pas la grosseur d'un grain de millet. Généralement isolées, elles sont, en quelques points, réunies en groupes. Des macules rougeâtres, d'autres pigmentées, indiquent le siège qu'occupaient antérieurement les croûtes qui sont tombées.

Sur la face, sur les oreilles, on voit quelques petites croûtes. Il en existe quelques-unes un peu plus grosses sur le cuir chevelu.

Évolution et structure des croûtes. — Je n'ai vu qu'exceptionnellement les croûtes précédées par des vésicules ou des vésico-pustules. En général, on constatait l'apparition d'une petite croûte jaunâtre, sèche et dure, grosse d'abord comme un grain de millet, s'élevant graduellement, bombée ou acuminée, s'étendant par ses bords jusqu'à dépasser un centimètre de diamètre. La face adhérente, un peu concave, couvrait une papule un peu papillomateuse, sèche ou légèrement humide.

La coupe des productions cornées les plus dures laissaient voir au microscope une stratification de couches épidermiques cornées et ressemblant à la coupe d'une corne cutanée.

A l'examen bactériologique, fait à plusieurs reprises, nous n'avons trouvé aucun microbe pathogène.

Marche de la maladie. — Le 15 juin, l'arthrite blennorrhagique a envahi de nouvelles articulations. Localisée d'abord au genou gauche, puis au genou droit, elle atteint en cinq ou six jours toutes les articulations des membres supérieurs. Les souffrances sont très vives et ne sont pas modérées par le salicylate de soude administré à la dose quotidienne de 5 à 6 grammes.

Le sulfate de quinine produit un meilleur résultat. L'état aigu, avec mouvement fébrile très intense, dure pendant six jours, jusqu'au 25 juin. Le cœur ne paraît pas avoir été intéressé dans cette exacerbation de l'état infectieux.

Malgré les abondantes transpirations qui ont accompagné l'état fébrile pendant plusieurs jours, les croûtes se sont peu modifiées et il n'en a guère paru de nouvelles que sur la région dorsale. Celles de la face palmaire de la main droite se fissurent, se brisent et commencent à s'exfolier.

Les ongles du pouce et de l'index sont tombés; ils sont remplacés par une petite masse sphérique en haut, en massue à son extrémité, composée d'éléments cornés, de couleur jaune-bleuâtre, demi-transparents, comme les croûtes des autres régions.

Les ongles du médius, de l'annulaire et du petit doigt, près d'être détachés, sont comme enchâssés et sont repoussés en haut par la production épidermique croûteuse et cornée qui les entoure complètement et forme autour de chacun d'eux un véritable collier. Sur l'auriculaire et sur le médius, deux croûtes isolées formant deux masses acuminées, assez volumineuses, ressemblant à deux véritables cornes cutanées.

L'éruption a augmenté sur la face palmaire de la main gauche. On y voit quelques-unes des croûtes entourées d'une collerette épidermique, rappelant la collerette de Biett.

Les ongles, entourés de croûtes, commencent à être soulevés; ils ont déjà une teinte jaunâtre qui annonce leur mortification. L'éruption est devenue plus abondante sur les pieds. Leur face dorsale a été envahie par ' . croûtes.

Tous les orteils, à l'exception du cinquième, ont perdu leurs ongles. Ces phanères sont remplacées par une croûte jaunâtre, dure et sèche, encadrée par une croûte cornée plus épaisse, plus dure et plus élevée.

Le 25 juillet. — L'état du malade étant notablement amélioré, l'appétit et le sommeil étaient revenus, l'anémie commençait à diminuer; l'écoulement blennorrhagique était presque tari; quelques douleurs persistaient encore dans les articulations du bras gauche et dans les genoux encore tuméfiés, lorsque, par suite de réparations à faire dans mes salles, le malade fut transféré dans le service de M. Besnier, suppléé par M. Brocq.

Dans la pensée que les lésions étaient d'origine trophique, M. Brocq fit appliquer, à plusieurs reprises et à huit jours d'intervalle, des pointes de feu sur le rachis. Des douches écossaises, puis ensuite des douches froides furent associées à ce traitement révulsif.

Le 20 septembre, les doigts et les orteils sont presque complètement débarrassés de leurs productions cornées. Tous les ongles de la main droite sont tombés. Tous les orteils ont perdu leurs ongles.

Le 11 octobre, on ne voit plus trace de croûtes sur les mains, et l'épiderme est en réparation; les ongles commencent à repousser; à leur pourtour, ils sont entourés par un liseré rouge de un à deux millimètres de largeur. Plusieurs des ongles nouveaux sont striés dans le sens de leur longueur.

Sur la face plantaire des pieds, on ne voit plus de croûtes; les parties de peau qu'elles recouvraient sont encore très rouges, leur épiderme nouveau est très mince et la sensibilité de cette région est très vive.

Les ongles des orteils n'ont pas encore repoussé; une plaque croûteuse, cornée, d'un centimètre de longueur sur deux de largeur, adhère encore à l'extrémité du gros orteil du pied droit.

Le 27 novembre, C... rentre dans mon service. Son état général est considérablement amélioré.

Le 13 décembre, sauf un peu de rougeur à la plante des pieds, la peau a repris son aspect normal. On ne trouve aucune apparence de cicatrice, ce qui indique que la lésion a été superficielle et n'a pas dépassé la couche papillaire.

Les ongles ont tous repoussé.

La blennorrhagie est complètement guérie.

Le 13 janvier, C..., en état de reprendre ses occupations, quitte l'hôpital Saint-Louis.....

Deux ans plus tard, ce même malade, ayant contracté une nouvelle blennorrhagie, présente de nouveau les mêmes phénomènes; il eut une éruption cornée identique à la première et qui évolua de la même manière.

III

Éruptions pustuleuses des nouveau-nés.

Parmi les affections d'origine blennorrhagique qui frappent les nouveau-nés, l'ophthalmie est de beaucoup la plus fréquente et la plus dangereuse; elle conduit quelquefois à des métastases typiques que Paulsen, le premier, a étudiées d'une façon toute spéciale; mais, en face de ces cas, on en trouve d'autres dans lesquels on ne peut incriminer une affection gonococcique des yeux et où pourtant apparaissent des pustules renfermant des gonocoques. Examinons d'ailleurs les observations rapportées à ce sujet par Paulsen.

Le petit W... tomba malade, deux jours après sa naissance, d'une ophthalmie blennorrhagique aiguë. Le neuvième jour, il se fit de l'enflure dans l'articulation du genou gauche, et, le douzième jour, dans celle du genou droit. Tandis que ce dernier guérissait spontanément, le gauche se mit à suppurer, de sorte que l'articulation, après une maladie de dix-huit jours, dut être incisée; cette opération eut pour effet de faire évacuer une grande quantité de pus. Dans celui-ci, il n'y avait que des gonocoques sans autres bactéries. La guérison eut lieu et l'articulation fonctionna tout à fait normalement. En outre de ces métastases, il se produisit encore une légère enflure de l'articulation métacarpo-phalangienne de l'index droit et des pustules tout à fait isolées au visage ; puis, le dix-huitième jour, survinrent aux deux jambes de très nombreuses pustules renfermant des gonocoques et qui ne disparurent qu'après l'opération.

Le petit B... vint en traitement le dixième jour. La glande gauche de derrière l'oreille était fortement grossie et fluctuante ; après une incision, il en sortit une grande quantité de pus. Dans le conduit auditif externe, on trouva un furoncle qui s'était ouvert spontanément. Sur tout le corps, était répandu un fin exanthème composé de papules et de pustules ; celles-ci ne s'étaient propagées en grande quantité, à ce qu'il semblait du moins, qu'après l'enflure de la glande. La guérison suivit rapidement et tous les exanthèmes disparurent au bout d'environ huit jours. La suppuration des yeux n'avait été que faible et était disparue en peu de temps par de simples soins de propreté. La mère avait eu, pendant sa grossesse, un écoulement dont elle avait été soignée.

Dans deux autres cas, chez lesquels les mères souffraient d'un écoulement, des papules et des pustules se produisirent chez l'un des enfants après une affection des yeux très faible ; chez l'autre enfant, il ne se trouva, le quatorzième jour, que des pustules très peu nombreuses, malgré une ophthalmie excessivement aiguë.

Or, en face de ces cas, on en trouve d'autres dans lesquels on ne peut prouver une affection des yeux, mais où, cependant, apparaissent des pustules renfermant des gonocoques.

Voici, tout d'abord, trois cas dans lesquels il y avait eu un faible écoulement du côté de la mère.

Chez la jeune S..., étaient apparues, le troisième jour, des vésicules à la tête. Le onzième jour, des pustules de la grosseur d'une lentille, jusqu'à celle d'un haricot, se trouvèrent disséminées sur tout le corps; le contenu en était séreux et séro-purulent. Elles disparurent complètement dans l'espace de huit jours. Dans la sécrétion de la conjonctive, on ne put découvrir de gonocoques.

Chez le petit N.. , on trouva, le cinquième jour, une pustule sur la paupière gauche, et quelques autres se produisirent les jours suivants sur la figure. Pas de gonocoques dans la sécrétion de la conjonctive.

Chez le petit B..., des pustules peu nombreuses se produisirent en même temps à la tête et au tronc. Cliniquement, les yeux n'offraient rien d'anormal, pourtant il s'y trouvait des gonocoques.

Voici, enfin, trois derniers cas où il n'y avait pas eu d'écoulement du côté de la mère.

Le petit F... vint en traitement à vingt-quatre jours; tout son corps était parsemé de papules et de pustules; en outre, quelques furoncles se trouvaient aux bras et aux jambes; on dut même en inciser un, les autres s'étaient ouverts spontanément. Au bout de dix jours, toutes les manifestations avaient disparu. Les premières pustules étaient apparues le troisième jour.

Chez le jeune S..., des pustules isolées de la grosseur d'un grain de chènevis se produisirent le septième jour à la tête et disparurent en peu de temps. Le dixième jour, sur le palais et à droite, à l'endroit où la muqueuse reposant très mince sur l'os forme une tache pâle, on trouva un abcès blennorrhagique de la grosseur d'une lentille. Malheureusement, l'enfant ne put plus être observé : plus tard, la muqueuse de la bouche serait devenue rouge avec guérison dans huit jours.

Chez le jeune L...., des pustules peu nombreuses se montrèrent à la tête et à la figure et disparurent quelques jours après. Dans la sécrétion de la conjonctive, on trouva de très nombreux gonocoques qui ne provoquèrent pas de manifestations cliniques.

Ces exanthèmes blennorrhagiques, nous dit Paulsen, n'avaient pas été décrits avant lui. On ne trouve rien à leur sujet dans les traités obstétricaux les plus en usage, ainsi que dans les ouvrages sur les affections des enfants. Runge lui-même : « *Les affections des premiers jours de la vie* », ne dit rien.

L'étiologie, dans les cas décrits plus haut, ne peut être douteuse. Il s'agit, en partie, de métastases simples, ainsi que cela ressort surtout au premier cas. Que même dans les cas où la suppuration des yeux est faible, on doive admettre des métastases, cela paraît douteux ; il peut fort bien s'agir plutôt d'une contamination directe de la peau : celle-ci est très certaine dans les cas où il ne s'est pas produit d'ophthalmie.

La localisation fréquente à la tête et la première

apparition à cet endroit indique bien le mode d'infection. La tête, en tant que partie sortant la première dans l'accouchement, est le plus longtemps et le plus fortement en contact avec la muqueuse ramollie de la mère. Je n'ose pas trancher la question de savoir si les accouchements laborieux présentent un danger particulier : parmi les cas rapportés ici, six se produisirent spontanément; mais ce qui paraît douteux, c'est qu'une blennorrhagie, cliniquement reconnue, amène forcément une affection plus grave qu'une vieille blennorrhagie latente qui ne produit pas de phénomènes.

Ces cas montrent, d'un autre côté, que la blennorrhagie de la femme est une affection difficile à guérir complètement. Même quand les phénomènes cliniques manquent et qu'il n'y a plus d'infectiosité, il y a pourtant encore des gonocoques latents dans la profondeur des tissus, et ce sont eux qui viennent à la surface dans le relâchement général des tissus pendant la grossesse. Je ne veux pas rechercher s'ils viennent plus virulents ici, ou si leur faible virulence suffit à provoquer la contamination des tissus tendres des nouveau-nés; on doit cependant admettre une faible virulence dans les cas où ne surgissent que de légers phénomènes. Il se peut qu'il s'agisse ici aussi des formes d'involution de la blennorrhagie, que Wertheim a indiquées, et où il est impossible de faire la preuve microscopique de blennorrhagie préexistante chez la mère, quoique la virulence soit assez forte pour infecter le nouveau-né. La certitude sur ces questions ne peut naturellement être apportée que par un examen précis de nombreuses femmes enceintes et par l'observation des blennorrhagies chez leurs enfants.

Le diagnostic, et c'est ce que je voudrais particulièrement souligner, ne peut être fait qu'au moyen du microscope.

Quant à l'influence que produisent ces exanthèmes sur l'état général de l'enfant, elle est la plupart du temps nulle. Dans le premier cas seulement, il y eut jusqu'à 39°,4 de fièvre trois jours avant l'opération. Dans le cas du petit F..., il y eut seulement un peu d'agitation.

On peut, dit Paulsen, observer ces affections blennorrhagiques aussi souvent que des blennorrhagies aiguës, plus souvent peut-être. Il prétend que certaines sages-femmes, avec lesquelles il s'est entretenu, ont observé très souvent de pareils exanthèmes et qu'elles les distinguent à coup sûr du pemphigus : elles le nomment « maladie des pustules ». Aussi en arrive-t-il à tirer les conclusions suivantes :

I. — Les affections cutanées blennorrhagiques chez les nouveau-nés sont plus fréquentes que celles qui compliquent la blennorrhagie génitale des adultes.

II. — Leur présence est liée à celle des gonocoques.

III. — Elles peuvent se produire comme métastases d'une ophthalmie ou comme infection primaire de la peau.

IV. — Dans des cas graves, il peut y avoir comme complications soit de la furonculose, soit de la suppuration des glandes.

V. — Elles ne paraissent pas présenter de danger pour la santé de l'enfant.

IV

Panaris gonococcique.

La blennorrhagie peut présenter aussi comme complications une manifestation cutanée toute spéciale, nous voulons parler du panaris. Certainement, ces cas sont rares, puisque la littérature médicale n'en possède qu'une dizaine de cas, mais ils sont cependant assez intéressants pour ne pas être passés sous silence. Fritz Meyer a rapporté à la Société de Médecine de Berlin, en juin 1903, le cas le plus intéressant que nous possédions à ce sujet.

Ce panaris gonococcique peut résulter soit d'une métastase, soit d'une inoculation directe; dans les quelques observations qu'il nous a été permis de parcourir, l'infection a eu lieu tantôt par un procédé, tantôt par l'autre, mais il semble,

cependant, que ce dernier mécanisme doit le plus
souvent être incriminé. Dans l'observation que
rapporte Meyer, ce serait par inoculation directe
que le panaris aurait pris naissance.

Le cas dont nous parle Meyer est celui d'une
jeune femme, jusque-là bien portante, qui, quelque temps après avoir contracté une chaudepisse,
voit survenir une arthrite blennorrhagique avec
complications articulaires. Au cours de cette
arthrite, le médius de la main gauche augmente
peu à peu de volume, devient rouge, douloureux,
et présente en somme sur le bord radial un petit
panaris superficiel tout à fait caractéristique. On
incise; on examine le pus et on y trouve des gonocoques absolument typiques. Quelques jours
après, la guérison s'effectue sans la moindre difficulté. La nature de l'infection ne peut donc laisser
aucun doute ici; seule, la question de savoir si ce
panaris est le résultat d'une métastase ou d'une
inoculation directe pourrait être assez délicate à
trancher, mais il nous semble cependant, avec
Meyer, que c'est ce dernier mécanisme qu'il est
le plus rationnel d'incriminer dans ce cas.

V

Abcès sous-cutanés.

Le gonocoque ne fait que traverser le sang et ne s'y multiplie pas ; il va se fixer dans divers tissus, et assez fréquemment dans le tissu cellulaire sous-cutané, où il produit parfois des abcès. Ces métastases gonococciques véritables ont été plusieurs fois signalées, et notamment par Cassel, Sahli, Lang, Horwitz, Bujwid, Hockmann, Meyer, Rendu, Almquist, Scholtz, Raymond, Petit et Pichevin, Rivet, etc.

Il s'agit de véritables abcès phlegmoneux dont le pus rougeâtre renferme le gonocoque à l'état de pureté. Ces abcès, moins dangereux que ceux que déterminent les microbes pyogènes, leur ressemblent tout à fait. Ils peuvent siéger dans le tissu musculaire (cas de Bujwid), dans la parotide (Colombini), dans des glanglions cervicaux (Petit et Pichevin) ; mais, dans tous les cas, ils offrent à peu près toujours les mêmes caractères : la peau est tendue, luisante, rouge, chaude, et l'incision laisse échapper un pus sanguinolent semblable à celui des abcès ordinaires.

Ces abcès sous-cutanés peuvent être indépendants de toute manifestation éruptive ; on les a vus aussi coïncidant avec de l'albuminurie (Co-

lombini), avec des pétéchies et avec d'autres
éruptions. Dans un cas d'érythème noueux,
Scholtz a vu une des nodosités s'abcéder, et le
pus examiné contenait des gonocoques.

M. Cassel dit avoir observé un enfant qui, au
cours d'une ophthalmie des nouveau-nés à gonocoque, eut — outre des arthrites multiples — un
abcès furonculeux de la région dorsale, également
d'origine gonococcique et paraissant dû à une
auto-inoculation.

Sahli rapporte le cas d'un homme ayant contracté une blennorrhagie depuis deux mois et
souffrant, au voisinage des deux genoux, de douleurs fort vives. Il se fit, dans cette région, des abcès
sous-cutanés gros comme le poing ; ces abcès
revêtaient la forme des abcès ordinaires : la peau
y était rouge, tendue, luisante et chaude. Sahli les
ouvrit, il s'en écoula un pus sanguinolent où il fut
facile de constater la présence de nombreux gonocoques, arrangés suivant leur disposition habi-
tuelle. Et, à ce sujet, Sahli prétend que ce fait tend
à prouver que, dans le rhumatisme blennorrhagique, la transmission ne se fait pas par la voie
ordinaire, le sang, mais par des voies anatomiques prêtes à l'avance. Cette supposition,
ajoute-t-il, peut seule expliquer pourquoi ces
métastases peu communes siègent, le plus souvent,
au genou.

Lang présente, lui aussi, un cas d'abcès sous-
cutané d'origine gonococcique, le 19 octobre 1892,

à la Société de Dermatologie de Vienne. Il s'agit d'un homme entré à l'hôpital pour une uréthrite aiguë et qui, quelques jours plus tard, présentait une rougeur sur la face dorsale du médius. L'articulation était libre, mais Lang nous fait remarquer que l'infection avait très probablement des relations avec les tendons. D'habitude, ces lésions disparaissent rapidement; mais il n'en fut pas ainsi dans ce cas. Huit jours après, un petit abcès circonscrit, rouge et fluctuant, se manifestait. La fonction donna un peu de liquide sanguinolent, où l'on ne trouva point de gonocoques : les cultures furent également négatives. Deux jours plus tard, incision et grattage. On trouva une petite cavité bien limitée, avec quelques gouttes de pus et des grumeaux; l'examen de ces grumeaux y montra des gonocoques, et le Professeur Paltauf réussit à les cultiver. Au jour de la présentation, il reste une plaie granuleuse; l'articulation est évidemment indemne, mais on ne peut savoir si la lésion provient des gaines tendineuses. Il s'agit très vraisemblablement d'un petit abcès à gonocoques développé dans le tissu cellulaire sous-cutané.

VI

Erythèmes blennorrhagiques.

Les érythèmes sont, de toutes les manifestations cutanées, celles que l'on voit le plus souvent survenir au cours de la blennorrhagie. Depuis l'érythème simple, scarlatiniforme, jusqu'à l'érythème papuleux et noueux, il n'y a guère de forme qui n'ait été observée.

L'érythème est un syndrome qui, dans ses prodromes, son début, sa forme, sa marche et sa terminaison, présente des phénomènes si variés, qu'il peut offrir l'image de presque toutes les formes de maladies cutanées, depuis celles qui affectent le plus superficiellement la peau jusqu'à celles qui l'attaquent le plus profondément : depuis la simple rougeur, la simple efflorescence à la surface de la peau, jusqu'à l'inflammation profonde et violente. On y retrouve toutes les dispositions morbides des différentes classifications données par les auteurs : rougeur, hémorrhagie, sécrétion vésiculeuse, état papuleux, etc. Tantôt il est fugace, tantôt persistant. Il peut être précédé des symptômes qui forment le cortège des maladies les plus légères, comme aussi de ceux qui annoncent une maladie grave.

A l'état simple, il se présente avec les seules

apparences d'une rougeur plus ou moins vive et rose de la peau, avec ou sans élévation des téguments, amenant un peu de chaleur, de démangeaison ou de cuisson. Cette rougeur a pour cachet deux caractères essentiels : coloration rosée de la partie malade : rosée, nous insistons sur ce mot ; disparition instantanée et complète de la coloration sous la moindre pression du doigt, de sorte qu'à l'aide de ces deux caractères, il n'est guère possible de confondre l'érythème avec aucune autre affection cutanée.

Quant au début, il n'y a rien de fixe : l'érythème apparaît soit au début de la blennorrhagie, soit dans le cours de celle-ci, soit même après la période aiguë de la maladie, alors qu'il ne reste qu'un écoulement séreux, une légère blennorrhée. Cependant, dans quelques observations, on voit que l'éruption est apparue lorsque la blennorrhagie était dans sa période active, vers la troisième ou quatrième semaine environ.

Généralement, l'érythème est précédé de prodromes. Quelquefois on observe un mouvement fébrile, la température oscillant entre 38° et 40° ; des phénomènes généraux plus ou moins intenses et variables : malaise, courbature, céphalalgie, inappétence, embarras gastrique. Au début, ces symptômes peuvent même être assez marqués pour dérouter et faire croire à une fièvre éruptive, scarlatine, variole ou fièvre typhoïde. Dans d'autres cas, ces prodromes sont insignifiants : le malade n'accuse qu'un peu de malaise et n'est pas obligé de garder le lit, Quoi qu'il en soit, l'éruption apparue, les troubles généraux cèdent ordinairement presque aussitôt.

Dans la période d'état, l'éruption érythémateuse est caractérisée par des taches rouges se terminant au bout de quelques jours par résolution ou desquamation, plus rarement par vésiculation.

Quant au siège de l'éruption, il est tout à fait variable : toutes les parties du corps peuvent être envahies, mais ce sont généralement les membres qui commencent à l'être. Les taches sont le plus habituellement disséminées, assez nettement délimitées, d'une coloration rouge vif, plus foncées au centre qu'à la périphérie. Leurs dimensions sont variables, plates ou légèrement saillantes; elles disparaissent sous la pression du doigt. Parfois, ces taches pâlissent au centre, tandis que le bord rouge circulaire persiste et s'étend : l'érythème prend alors la forme annulaire; si plusieurs cercles se rencontrent, il pourra se former de véritables placards à bords festonnés, plus ou moins irréguliers.

Quelquefois la tache primitive prend la forme papuleuse et devient saillante : le prurit semble alors plus considérable en même temps que la consistance des éléments éruptifs est plus grande. La tache peut même devenir volumineuse, très saillante, et constituer alors l'érythème noueux. On observe alors un véritable noyau, infiltré dans le derme, du volume d'un gros pois, d'une noisette, arrondi, consistant, douloureux à la pression, de coloration rouge; en disparaissant, il laissera une macule tout d'abord jaunâtre, puis brunâtre. Leur siège d'élection semble occuper les membres inférieurs, et, en particulier, la face antérieure des jambes, au-devant des tibias.

D'autres fois, la tache érythémateuse est saillante; elle s'étale et forme des plaques analogues à l'urticaire. Dans l'observation de Tenneson, le malade présente une éruption d'hydroa sur la face dorsale des mains et des poignets, ce qui montre combien nombreuses en sont les variétés

Buschke, qui a fait de ces érythèmes une étude très approfondie, les divise en trois groupes. Dans le premier, les érythèmes simples; dans le deuxième, les éruptions cutanées analogues à l'érythème noueux, et dans le troisième, les éruptions hémorrhagiques et vésiculeuses. Nous suivrons cette même marche, et nous étudierons chacun de ces groupes en autant de chapitres distincts, mentionnant en même temps les observations qui nous auront paru les plus frappantes.

A. — ERYTHÈME SIMPLE.

C'est de cette forme qu'ont été communiquées la majeure partie des observations.

En voici quelques exemples :

1° Observation rapportée par Colombini.

Le 14 novembre 1893, un homme de trente-trois ans est accepté à la clinique. Le patient avait déjà, en 1889, été traité dans la même clinique pour blennorrhagie, orchite et rhumatisme blennorrhagique. Malgré une médication interne, il n'avait pas eu alors de phénomènes cutanés. Le 20 octobre 1893, il contracta une nouvelle blennorrhagie. Il ne s'en soucia guère tout d'abord, et ce n'est que lorsqu'il fut pris de douleurs articulaires qu'il se rendit à l'hôpital. D'après lui, il a eu de la fièvre ces derniers jours. Lors de son entrée, on constata un épanchement dans les deux articulations du genou, et de la sensibilité à l'articulation gauche du pied. Température, 38° le matin et 40°,3 le soir. Oppression, céphalalgie.

Le lendemain matin, sur toute la surface du corps, ou à peu près, on voit un exanthème analogue à la scarlatine, de couleur rouge sombre; cet exanthème s'étend encore le lendemain, de sorte que, le 16, il n'y a plus que la plante des pieds et la paume des mains qui ne soient pas atteintes. En même temps, apparaît une vive rougeur du palais, de la lèvre, de la langue, et une tuméfaction de la rate. La fièvre persiste encore les jours suivants, mais tombe, le 19, à 38°,2. Ce jour-là, il se produisit une régression de l'exanthème et de l'affection articulaire. Le 24, la rougeur de la peau avait disparu, l'épiderme se desquamait et, en d'autres endroits, apparaissaient de nombreuses vésicules miliaires. La sécrétion du canal de l'urèthre ne

se modifie pas durant ce temps. On ponctionna à
plusieurs reprises l'articulation du genou gauche et
on fit suivre les ponctions de plusieurs injections au
permanganate de potasse. Après la disparition de
l'affection cutanée, Colombini donna au malade du
copahu et du cubèbe, sans qu'il se développât de manifestation cutanée. Le 22, le patient était guéri et
quittait la clinique. Dans le liquide articulaire, Colombini put, par la culture et l'inoculation, y mon-
trer des gonocoques, tandis que l'examen du sang et
du contenu de la vésicule fut négatif. Se fondant sur
cette intéressante observation, Colombini en vient à
conclure que les exanthèmes balsamiques décrits dans
la blennorrhagie sont de véritables exanthèmes blennorrhagiques provoqués par la pénétration du virus
dans la circulation.

2° Observation rapportée par Raynaud.

Il s'agit d'un jeune homme de dix-sept ans, qui,
le 18 mai 1887, entra à l'hôpital avec une affection cutanée, formée de taches semblables à la rougeole, sur
le visage, les bras, le dos et les extrémités inférieures.
Une rougeur identique existe sur le palais, les lèvres
et la gorge ; pas de fièvre ni de douleur. Depuis quatre semaines environ, le malade a une blennorrhagie
pour laquelle il ne s'est point soigné. Au bout de cinq
jours, l'éruption a disparu.

3° Observation rapportée par Ballet,

En novembre 1881, un homme âgé de trente-deux ans contracte une blennorrhagie, puis, au milieu de janvier 1882, une orchite. Pendant la durée de cette complication, la blennorrhagie est laissée sans traitement ; l'écoulement devient plus abondant. Le 13 février, le malade est pris de fièvre, de céphalalgie, de saignements de nez, tandis que l'orchite régresse. Le 14, la température atteint 40°,5 ; le 15 au soir, 39°,2 ; le 16, il se produit une éruption scarlatiniforme sur le ventre, la poitrine, les bras, les cuisses et le visage. La température atteint, le soir, 39°,1. Vingt-quatre heures après, l'éruption disparaît ; les jours suivants, la peau se desquame fortement et la température tombe le soir, à 37°,5, puis la guérison a lieu peu à peu, et sans aucune complication.

Des observations absolument analogues sont rapportées par Andret, Perrin, Voiturier, Meissonier. Il est à noter que, dans l'érythème rapporté par Meissonier, il y eut de fortes démangeaisons et de nombreuses vésicules, choses dont il n'est aucunement parlé dans les autres observations. Mauriac, Ménard, Mesnet, rapportent encore d'autres cas ; mais, comme ils n'apportent rien de bien nouveau au tableau de la maladie, nous croyons suffisant d'en faire simplement mention.

Le passage au groupe suivant, de forme papuleuse et noueuse, est constitué par une observation de Molesnes.

Un homme âgé de trente ans vient en traitement
pour une blennorrhagie compliquée d'orchite. On lui
prescrit du repos, des cataplasmes, de l'onguent de bel-
ladone et un léger purgatif. Au bout de quinze jours
environ, l'orchite a disparu, mais l'écoulement reste
encore très important. Dans l'aine droite on trouve
un ganglion inguinal douloureux et à peu près gros
comme une noisette. On donne au malade une tisane
diurétique et on lui fait, dans le canal de l'urèthre,
une injection chaude de sublimé à 1 pour 1000; point
de médication balsamique interne. Les phénomènes
de la blennorrhagie s'améliorent peu à peu, mais le
malade est subitement recouvert d'un exanthème
écarlate, formé de petites taches rouges; ce ne sont
point seulement des taches, mais des papules un peu
saillantes. Il y a énormément de gonocoques dans
l'écoulement uréthral. Pas de fièvre. Rien au cœur.
Au bout de sept jours environ, l'exanthème guérit,
laissant après lui une légère desquamation. Le malade prend alors du cubèbe, sans qu'à la suite de cette
médication il ne se produise aucune éruption. Tandis
que les symptômes de la blennorrhagie disparais-
saient peu à peu, le patient se plaignait, quelque
temps après, de douleurs dans le genou droit; ces
douleurs disparurent, d'ailleurs, assez lentement.

Il s'agissait donc ici d'un cas dans lequel, au
cours d'une blennorrhagie, un exanthème, en
partie scarlatiniforme, en partie urticariforme, se

déclara avec des phénomènes généraux peu intenses et sans fièvre. La médication balsamique ne peut être mise en cause puisque l'exanthème avait précédé toute médication interne. Il nous semble douteux aussi que l'injection au sublimé ait pu, par action réflexe, produire une pareille éruption. Il nous paraît plus vraisemblable de croire qu'ici aussi il s'agit tout simplement d'un érythème lié à la blennorrhagie.

B. — URTICAIRE ET ERYTHÈME NOUEUX.

Les observations les plus concluantes que nous possédions à ce sujet nous sont fournies par Buschke; ce dernier auteur a rapporté trois cas dans lesquels il s'agissait en partie d'efflorescences papuleuses superficielles, en partie de nodosités situées dans l'épiderme et le tissu sous-cutané. Bergeron cite un cas absolument analogue. Nous allons donc rappeler ces différentes observations.

Observations de Buschke.

a) F. W..., marchand ambulant, vingt-deux ans, contracte, le 15 novembre, une blennorrhagie compliquée d'orchite; après un traitement approprié, il est guéri au commencement de février.

Au début de mai, probablement sans autre infection, la blennorrhagie recommença, ainsi que l'orchite ; le 31 mai, le malade éprouva de vives douleurs aux deux articulations du genou ; le lendemain apparurent sur les deux bras des taches et des boutons, et, au dire du malade, sans fièvre. Les douleurs et les boutons augmentèrent rapidement et, le 4 juin 1897, le malade entra à la clinique syphilitique de la Charité.

Le malade est un homme pâle, maigre, d'une musculature moyenne ; il a pourtant été jusqu'ici toujours bien portant et n'avait jamais souffert de rhumatismes.

Le 28 juin. — Ecoulement uréthral abondant : nombreux gonocoques. Urine trouble. L'examen de la prostate donne un grossissement et une sensibilité du lobe droit. Douleurs très vives aux articulations des genoux, des pieds, du pouce de la main gauche et de l'index. Douleurs dans la région du cœur ; sentiment d'oppression et douleurs sourdes. Souffle systolique à la pointe. Température, 38°,5.

Aux extrémités supérieures et inférieures se remarquent de petites taches ressemblant à de l'urticaire et ayant une grosseur assez variable, depuis une tête d'épingle jusqu'à une lentille. Ce sont de petites papules plates, rouge-clair, au sommet desquelles se trouve une petite vésicule ; elles donnent au toucher une sensation de quelque chose de rembourré, ne sont pas douloureuses à la pression et ne démangent pas.

Entre ces papules se trouvent, aux extrémités supérieures et inférieures, des boutons ressemblant à des kystes, enfoncés profondément dans la peau, et séparés les uns des autres ; ils dépassent à peine le niveau de la peau qui, à ces endroits, est d'un rouge-bleuâtre ;

ils paraissent solidement implantés, sont très bien délimités, et sont excessivement douloureux. Ainsi que le déclare le malade, ces efflorescences existent sous cette forme et cette étendue depuis le 31 mai; elles ont disparu çà et là pour réapparaître ailleurs et sans cause particulière.

29 juin. — La température s'élève graduellement jusqu'au 1er juillet, où elle atteint 40°,3. Les douleurs articulaires sont constantes; le malade se plaint de douleurs sourdes dans les muscles du tronc et aux extrémités, mais elles sont si vagues et si instables qu'il lui est impossible de les localiser d'une façon exacte.

Les éruptions de la peau se sont modifiées; çà et là ont surgi de nouvelles pustules, mais seulement aux bras; la surface postérieure des cuisses présente en son milieu deux kystes douloureux, profonds, de même aspect que les autres.

La température s'abaisse du 2 au 6; le matin, elle ne dépasse pas 37°, mais le soir arrive jusqu'à 38°, et quelquefois même 38°,5.

Ces jours-là, le malade se plaint de douleurs fréquentes à la face, à la tête, et, lorsqu'il avale, au larynx. L'érythème a pâli; la peau se desquame quelque peu et présente une faible pigmentation aux endroits malades. La sécrétion uréthrale a diminué; l'urine du second verre est presque claire et les gonocoques sont peu abondants. Les douleurs articulaires sont moindres.

7 juillet. — Matin, 36°,1; soir, 39°,6. Douleurs articulaires très vives aux genoux et au coude gauche, qui est tuméfié. En même temps, de nouvelles érup-

tions se montrent aux extrémités supérieures et inférieures, mais surtout à l'épaule gauche, qui présente
un kyste profond et un certain nombre de papules
analogues à l'urticaire. La face antérieure de la jambe
présente, au-dessus de l'articulation du genou et tout
près d'elle, deux boutons douloureux semblables à
l'érythème noueux, et d'une largeur d'une pièce
de 25 centimes.

Jusqu'au 10, la température s'abaisse graduellement et arrive, le dernier jour, à 37°,6 ; l'érythème pâlit de plus en plus, si bien qu'à la place des papules
superficielles, il n'y a plus qu'une pigmentation légèrement bleuâtre et qu'il ne reste presque rien des
infiltrations profondes. Les douleurs de la face et du
larynx ont disparu ; celles des autres articulations
sont moins vives ; l'épanchement du genou droit a
complètement disparu ; l'écoulement uréthral est très
léger et ne renferme pas de gonocoques ; l'urine est
claire.

Du 11 au 21 juillet. — Ici, il faut considérer trois
périodes : du 11 au 14, du 14 au 18, du 18 au 21 ; chaque période est séparée de l'autre par un abaissement
subit de la température du soir, tandis que les températures du matin atteignent généralement 36° et ne
dépassent guère 37°. Chaque fois que la température
s'élève, apparaissent de nouvelles douleurs articulaires
et de nouvelles plaques d'exanthème. Le 19, quelques
plaques d'urticaire se développent sur le sein gauche
et l'épaule gauche ; en même temps, apparaît subitement un kyste profond à la surface de la main droite.

Le 22 juillet, la température atteint 36°,3, le matin,
et 40°,2 le soir ; l'exanthème est presque complètement

décoloré; les douleurs articulaires ont disparu. Puis, la température s'abaisse de jour en jour pour atteindre 36°,7 le 25 au soir.

Le 26, la température s'élève subitement à 40°. A la partie antérieure et inférieure de la jambe gauche, apparaît un nouveau kyste plus profond et, à la face antérieure du bras droit, plusieurs éruptions urticariformes. Vives douleurs articulaires. Le malade est mis à la quinine, si bien que la température s'abaisse encore, puis devient normale, mais, le 28, elle s'élève brusquement à 40°. L'état général du malade n'est pourtant pas troublé. L'appétit et le sommeil sont bons. L'exanthème s'est complètement décoloré pendant cette période ; les douleurs ont disparu certains jours pour réapparaître plus ou moins vivaces dans la plupart des articulations.

Le malade reste encore à l'hôpital jusqu'au 25 août et, pendant ce temps, la fièvre est toujours très élevée. L'exanthème a complètement disparu ; les vieilles plaques se sont complètement résorbées et, çà et là seulement, la peau présente une pigmentation un peu brunâtre. Les douleurs articulaires sont intermittentes et semblent augmenter à chaque élévation de température. L'écoulement uréthral est insignifiant; on y trouve quelques rares cellules épithéliales et pas de gonocoques. L'urine est claire. Le lobe droit de la prostate est encore un peu tuméfié ; il est peu douloureux à la pression, et, par l'expression, on obtient une sécrétion laiteuse ne contenant aucune bactérie.

Le 25 août, le malade est congédié ; il est très amaigri par cette fièvre continuelle, et, cependant, l'appétit et le sommeil sont bons ainsi que d'ordinaire l'état

général. De l'exanthème dont il était atteint, il ne
reste plus rien ; de l'urèthre, il n'y a plus aucun écoulement et l'urine est presque claire.

Deux mois après, le malade écrit que la fièvre a
complètement disparu, ainsi que les douleurs articulaires; du côté de la peau, aucune nouvelle manifestation.

Le sang du malade a été examiné au point de vue
des gonocoques. A plusieurs reprises, on prit du sang
en introduisant une seringue de Pravaz dans une
veine du bras gauche et du bras droit. On aspira
ainsi, chaque fois, environ un demi-centimètre cube
de sang et on en fit des cultures sur l'Agar : sa com-
position fut trouvée normale. En outre, le 15 juillet,
deux papules superficielles du bras gauche furent
excisées, durcies dans l'alcool et examinées : on n'y
trouva pas de gonocoques. L'examen histologique ne
donna lui non plus rien de bien particulier.

Le cas que rapporte Buschke se déroule donc de
la façon suivante : comme suite à une blennorrhagie d'une assez longue durée, peut-être à une exacerbation aiguë, peut-être aussi à une nouvelle
contamination, des douleurs se produisirent dans
diverses articulations, puis une endocardite de la
valvule mitrale du cœur gauche. En même temps,
apparut un exanthème formé d'efflorescences superficielles urticariformes et d'infiltrations profondes de l'épiderme et du tissu sous-cutané, en
tout semblables à l'érythème noueux. La marche de
la maladie fut un peu chronique, puisque les ma-

nifestations cutanées et les douleurs articulaires
cessèrent par moments pour réapparaître ensuite.
Presque régulièrement, chaque éruption cutanée
coïncida avec une élévation de température. La
blennorrhagie fut de même très opiniâtre, puisqu'à sa sortie de l'hôpital, le malade avait encore
quelques gonocoques : tout porte à croire d'ailleurs
que l'infection de l'urèthre se reproduisait si souvent à cause même de la prostate qui, par suite
de son affection, devenait une source continuelle
de contamination.

On peut donc considérer comme liées à la blennorrhagie les manifestations articulaires et car-
diaques. En est-il de même de la manifestation cutanée ? Tout porte à le croire et il suffit même d'examiner attentivement la courbe tout à fait particulière des températures et la marche des affections
cutanées pour s'en convaincre : l'érythème, apparaissant presque toujours en même temps qu'une
élévation de température, montre bien qu'il y a là
un rapport intime et qu'il ne s'agit point d'une complication tout à fait accidentelle d'un érythème
noueux.

Ce qui offre aussi dans cette observation un
intérêt tout particulier, c'est la courbe des températures. La fièvre y affecte un type intermittent
très nettement marqué : ce sont tout d'abord des
températures vespérales très élevées alternant
avec des températures matinales normales ; puis
ce sont des températures vespérales très élevées

pendant plusieurs jours consécutifs qui alternent avec des températures vespérales presque normales. C'est en somme la courbe de la Malaria.

b) F. M..., cuisinière, âgée de vingt-six ans, est examinée le 9 novembre 1898. On constate un écoulement uréthral très abondant avec des masses de gonocoques : il existe aussi un écoulement purulent du vagin et du col. La muqueuse rectale est enflammée et présente de légères érosions : du rectum s'écoule une sécrétion légèrement sanguinolente et renfermant de nombreux gonocoques. A quelques centimètres de l'anus et à gauche, existe une fistule où la sonde s'enfonce d'environ deux centimètres et qui laisse échapper une sécrétion purulente abondante et renfermant de nombreux gonocoques.

La fistule fut ouverte et la malade fut soignée pendant une quinzaine de jours, si bien qu'à ce moment-là l'écoulement uréthral était insignifiant ; la fistule était fermée et la muqueuse rectale était absolument normale; par contre, il existait un écoulement du col assez abondant et contenant beaucoup de gonocoques.

Quelques jours après, sans douleurs générales, et en particulier sans augmentation de fièvre, les phénomènes suivants se produisent : turgescence et sensibilité des deux articulations du pied. A côté de l'articulation tibio-tarsienne, existe une infiltration de la peau, tranchant fortement par sa couleur avec le tégument voisin, d'une largeur un peu plus grande qu'une pièce de un franc, assez ferme et mobile au-dessus de l'os; à cet endroit, le tégument est légèrement surélevé d'un rouge-bleuâtre, et sa coloration

change au fur et à mesure qu'on s'éloigne du centre.
Une manifestation cutanée absolument semblable
siège à la cuisse gauche, tout près et au-dessus de la
rotule; une autre un peu plus petite, mais de même
aspect, grosse environ comme une pièce de cinquante
centimes, se trouve à la face postérieure de la cuisse
droite, un peu au-dessous du pli fessier. Toutes ces
plaques sont excessivement douloureuses au toucher.

Le 6 décembre, la malade est acceptée à la clinique
syphilitique de la Charité royale. L'examen de ce
jour donne le résultat suivant : jeune fille pâle, ané-
miée, d'une faible musculature. L'écoulement uréthral est peu abondant et renferme peu de gonocoques. La fistule est fermée, et il ne persiste plus
qu'une petite poche toute superficielle. Plus d'écoulement rectal. Ecoulement vaginal et cervical assez
abondants, mais peu de gonocoques. Les articulations des pieds sont fortement enflées et sont douloureuses lorsque la malade marche. La malléole
interne droite est très sensible, et la peau qui la recouvre est légèrement rouge et tuméfiée. Les éruptions décrites plus haut, à l'articulation tibio-tarsienne, à la cuisse gauche et à la cuisse droite, n'ont
subi aucune modification. Température normale.
Rien au cœur; rien dans l'urine. Grâce à un traitement approprié, la maladie marche de telle sorte que
le 15 du même mois les articulations ne furent plus
ni douloureuses, ni enflées. L'éruption de la cuisse
droite et de la cuisse gauche est devenue beaucoup
plus petite et moins douloureuse : le tégument présente à ce niveau une coloration bleuâtre et se desquame quelque peu. Mais, en revanche, la région

articulaire de la main droite présente sur la surface
d'extension une nouvelle éruption de même caractère
que les précédentes, et large environ comme une
pièce de cinquante centimes.

Le 20 décembre, les éruptions cutanées ont totalement disparu sans laisser de traces ; mais on perçoit
au cœur un bruit systolique à la pointe.

A la fin du mois, le bruit systolique n'est pas modifié ; il y a même des sentiments d'oppression et des
battements de cœur très douloureux, mais les éruptions n'ont pas reparu, et la malade est congédiée.

Dans ce cas, il s'agissait donc d'une blennorrhagie aiguë de l'urèthre, du col et du rectum avec
formation d'une fistule blennorrhagique. Avec
cela, au stade aigu de la maladie, des épanchements se produisirent dans les articulations du
pied ; des tubérosités inflammatoires, en tout
semblables à l'érythème noueux, apparurent en
différents endroits du corps et à des intervalles
assez éloignés, puisque la malade semblait guérie
lorsque eut lieu la dernière éruption. Au cours de
la maladie, se développa une péricardite sèche, le
tout sans élévation de température.

Que la péricardite soit liée à la blennorrhagie,
cela ne nous paraît pas douteux : l'on ne peut dans
tous les cas invoquer d'autres causes ; lors de son
entrée à l'hôpital, la malade ne présentait rien de
particulier au cœur : elle avait d'ailleurs été examinée très souvent à ce sujet et jamais on n'avait
rien trouvé d'anormal ; la péricardite s'était donc

développée durant le cours de la blennorrhagie et tout porte à croire qu'elle lui est liée de la façon la plus intime.

Par le même motif, nous croyons tout à fait vraisemblable de considérer les éruptions cutanées, qui se sont produites au cours de la maladie, comme une complication de la blennorrhagie.

c) W. H..., trente-cinq ans, boucher. Homme très fortement musclé, atteint d'épilepsie. Depuis quinze mois, il prend des doses quotidiennes de quatre à cinq grammes de bromure de potassium. Les attaques d'épilepsie ont disparu, et, pendant tout ce temps, il n'est jamais rien apparu sur la peau.

Dans les premiers jours d'août 1898, il contracte une blennorrhagie, et, le 14, il se présente à la clinique, moins à cause de la blennorrhagie qu'à cause d'une éruption cutanée située aux extrémités inférieures. La jambe droite présentait, en effet, sur la surface d'extension, trois tubérosités mobiles et très douloureuses; la jambe gauche en présentait deux, situées de la même manière et avec les mêmes caractères; à cet endroit, la peau était d'une coloration rouge-bleuâtre et tranchait nettement avec les parties voisines. Pas de température. Rien au cœur. Douleurs articulaires très vives dans les deux pieds.

Écoulement uréthral abondant; beaucoup de gonocoques. La première portion d'urine est trouble, la seconde est claire. Injections de Protargol, pansements humides.

Le 19, bien que le malade n'ait jamais cessé de prendre du bromure, les éruptions cutanées ont

complètement disparu, et les douleurs articulaires
sont bien moins vives. Plus de gonocoques.

Le 13 octobre, le malade se présente de nouveau;
il dit qu'il a été rapidement guéri de sa blennorrhagie
et des éruptions qui s'étaient produites; mais, dans
les premiers jours d'octobre, quarante-huit heures
après le coït, l'écoulement reparut subitement. Presque
aussitôt après, se déclarèrent de vives douleurs
articulaires aux pieds. L'articulation du pied droit
présentait sur son côté interne un endroit de la peau
excessivement douloureux.

L'examen de ce jour montre que l'écoulement uréthral est peu abondant et renferme peu de gonocoques; la seconde portion d'urine est trouble. Un peu
au-dessus de la malléole interne droite, existe une
tubérosité un peu plus large qu'une pièce de deux
francs, assez ferme, mobile sur l'os, et très douloureuse à la pression. Cette tubérosité est nettement
circonscrite, et, en cet endroit, le tégument est livide
et légèrement surélevé.

Un mois après, la tubérosité a disparu en ne laissant qu'une toute légère pigmentation brunâtre; la
blennorrhagie est presque complètement guérie;
l'écoulement uréthral est très peu abondant et ne
renferme pas de gonocoques.

Ce n'est qu'avec une grande circonspection que
cette observation peut nous être de quelque uti-
lité dans la question qui nous intéresse : le malade
a, en effet, absorbé pendant quinze mois consécutifs un médicament capable de provoquer à
l'occasion des affections cutanées.

Cependant, les manifestations cutanées produites par le bromure offrent un tout autre caractère
clinique, et, de plus, il faut songer que le malade
en a absorbé pendant quinze mois sans avoir
jamais remarqué aucun phénomène du côté de la
peau. De plus, le malade a continué à prendre du
bromure, et, malgré cela, l'éruption a disparu.
Tout porte donc à croire que la manifestation
cutanée qui s'est produite chez notre malade est
liée de la façon la plus intime à la blennorrhagie
et non pas aux médicaments qu'il absorbait. »

Observation de Bergeron.

Une jeune fille de vingt-un ans entre, le 10 mai 1890,
pour une blennorrhagie datant de quinze jours. Depuis trois jours, elle a de la fièvre et un sentiment de
malaise général. La veille de son entrée, se produit
tout d'un coup une éruption cutanée sur la presque
totalité de son visage; cette éruption est un érythème
formé de petites taches. Sur le cou, l'avant-bras, les
mains et la poitrine se trouvent des masses de petites
papules, rouge clair, de grosseur différente : les unes
grosses comme une lentille, les autres larges comme
une pièce de cinq centimes. Le ventre et les jambes
présentent aussi de petites papules, mais en bien
moins grande quantité. La muqueuse de la gorge est
rouge, la conjonctive légèrement enflammée; la température atteint, le soir, 39°. Cent pulsations à la mi-

nute. Douleurs vagues dans les membres. Les jours suivants, la température dépasse encore, le soir, 38°, et ne tombe à 37° que près d'un mois plus tard.

Le 16 juin, la malade n'a plus de fièvre; l'exanthème a disparu et n'a laissé après lui qu'une très légère desquamation; la gonorrhée persiste, mais l'écoulement est beaucoup moins abondant et ne renferme que peu de gonocoques.

Deux observations identiques d'une éruption urticariforme sont rapportées par Mesnet; nous ne les rapporterons pas, l'affection ayant évolué comme chez la malade dont Bergeron a cité l'observation.

Observation de Durante.

Une jeune fille de vingt ans entre à l'hôpital le 16 janvier 1894. En avril 1893, elle a déjà eu au coude gauche, en même temps que des douleurs articulaires, une éruption cutanée identique à celle que l'on observe maintenant. A son entrée à l'hôpital, on observe chez elle une métrite et un catarrhe du col. Quant à établir l'époque à laquelle elle a contracté la blennorrhagie, il est impossible de le faire, la malade ne donnant aucun renseignement. Le 31 décembre 1893, apparurent subitement, avec de la fièvre et des douleurs articulaires, des tubérosités rouges, semblables à celles de l'érythème noueux, et situées aux jambes et aux bras. Les jours suivants, se développèrent sur les joues d'autres tubérosités semblables, ainsi que

de petites papules. Le 6 janvier, les joues sont recouvertes de papules rouges, avec de petites vésicules;
aux bras et aux jambes, se trouvent des tubérosités
très douloureuses. Température, 39°, le soir; violents
maux de tête; douleurs en urinant; sentiment de malaise général. Uréthrite et vaginite blennorrhagiques;
catarrhe du col blennorrhagique. Les jours suivants,
la température baisse peu à peu, et, le 13 janvier,
l'érythème a totalement disparu : la blennorrhagie
persiste.

Durante rapporte encore un autre cas absolument identique à celui-là; Klippel en rapporte lui
aussi deux autres; dans ces trois cas, des tubérosités semblables à celles de l'érythème noueux se
développèrent avec la même acuité et avec les
mêmes symptômes, fièvre et douleurs articulaires. Ces tubérosités ne durèrent toutes que quelques jours et disparurent peu à peu, en ne laissant
à leur suite qu'une faible desquamation et quelquefois même sans aucune trace.

Jusqu'ici, les cas dont nous nous sommes occu-
pés, soit que l'on ait eu à étudier des infiltrations
superficielles, soit des infiltrations profondes,
présentent tous ce caractère commun, le peu
de durée des phénomènes cutanés; au bout de
huit à quinze jours au plus, tout est rentré dans
l'ordre, et quelquefois des éruptions très étendues
n'ont duré que deux à trois jours. Dans le cas rapporté par Schantz, nous avons affaire, au contraire,
à une affection cutanée beaucoup plus longue :

l'éruption se produit sans fièvre, mais elle dure
près de deux mois et est accompagnée de douleurs articulaires excessivement vives.

Observation de Schantz.

Une jeune fille de vingt-un ans entre à la clinique le 24 octobre 1894. Depuis deux mois, elle a un
écoulement vaginal et elle souffre en urinant. Vers le
15 octobre, elle a remarqué sur ses jambes des taches
d'un rouge-bleuâtre ; depuis cette époque, l'articulation du genou droit est enflée et très douloureuse.
Le 24, on l'examine et on observe une rougeur toute
particulière de l'uréthre et du vagin ; gonocoques dans
l'écoulement uréthral. Aux deux jambes, se trouvent
des infiltrations livides, douloureuses et profondes,
et larges environ comme une pièce de un franc. Ces
infiltrations se déplacent librement sur leur base. De
semblables éruptions s'observent également sur le
pied droit, sur le côté externe du pied gauche et sur
la face antérieure du genou gauche. L'articulation
du genou droit est très enflée, très douloureuse, et
nettement fluctuante. Température normale. La
malade prend, à l'intérieur, du salicylate de soude et
met sur le genou malade des pansements humides, et
sur les plaques érythémateuses de la poudre d'amidon.
Le vagin est traité par des injections au sublimé; le
canal de l'urèthre, par des crayons au nitrate. L'éruption dure ainsi très longtemps, sans fièvre et sans
aucune autre complication; puis il y eut peu à peu
régression et, le 29 décembre, la malade était guérie.

Enfin, un dernier cas d'urticaire a été tout récemment rapporté : Il s'agissait d'un jeune homme qui n'avait présenté aucune manifestation cutanée jusqu'au jour où il contracta une blennorrhagie ; à partir de ce jour, il eut presque tous les huit jours des poussées d'urticaire qui ne duraient qu'un jour ou deux, mais qui apparaissaient régulièrement tous les huit jours, et cela pendant un certain temps.

C. — Erythèmes hémorrhagiques et bulleux.

Nous arrivons maintenant au troisième groupe des érythèmes surgissant dans le courant de la blennorrhagie ; nous ferons entrer dans ce cadre les manifestations cutanées qui se distinguent presque exclusivement par les hémorrhagies épidermiques, en faisant remarquer toutefois que, pas plus ici que dans n'importe quelle manifestation cutanée blennorrhagique, il n'existe un mode d'éruption spécial bien déterminé ; dans presque tous les cas, on se trouve en présence d'un érythème polymorphe : les éruptions cornées sont peut-être les seules manifestations qui présentent un caractère bien déterminé. Dans le groupe que nous allons étudier, nous trouverons, à côté des éruptions cutanées dominant essentiellement la maladie, toutes les autres formes d'érythèmes, depuis l'érythème simple, jusqu'aux formations vésiculeuses.

Plusieurs observations ont été rapportées à ce sujet :

Observation communiquée par M. le D' Ch. Audry.

Annales de Dermatologie, 15 juin 1905.

X..., dix-neuf ans, né à Dresde, de parents saxons, a son père, sa mère et six sœurs vivants et bien portants. Rougeole dans l'enfance. Profession : garçon de café.

En août 1904, phlegmon du pied d'origine traumatique, incision à Nantes, guérison rapide. Pas de blennorrhagie antérieure. Pas d'autres antécédents.

Le 5 mars 1905, il commence à souffrir en urinant et constate un écoulement purulent épais et jaune.

Le 6 mars, il va consulter un médecin, qui prescrit des injections (?) et des balsamiques. (?)

Le 8 mars, cessation de l'écoulement et de la douleur en urinant ; le malade arrête le traitement.

Le 9 mars, vives douleurs au niveau de l'articulation sterno-claviculaire droite. Anorexie, fièvre.

Le 12 mars, un médecin prescrit de l'opiat et une pommade pour l'arthrite.

Le 13 mars, il vient à la policlinique. On constate : 1° une arthrite sterno-claviculaire droite avec rougeur et gonflement notable, qui immobilise l'épaule ; 2° une gêne considérable des mouvements du cou causée par une arthrite occupant les vertèbres cervicales (de la 5ᵉ à la 8ᵉ) ; 3° une douleur vive dans la se-

conde articulation du petit orteil droit ; 4° une éruption généralisée exactement semblable à la scarlatine ;
cette éruption, d'abord localisée à la poitrine, au voisinage de l'os sterno-claviculaire malade, s'était brusquement généralisée à la suite d'un bain. Elle était
diffuse et générale, mais principalement accusée sur
la face interne des cuisses, les fesses, l'abdomen, le
cou, les bras. Les mains et les pieds sont indemnes.
Dès le lendemain, au niveau des coudes, des genoux,
de l'orteil malade, taches rouges, veloutées, rondes,
superficielles, très légèrement infiltrées.

Écoulement blennorrhagique abondant et typique.
Pas de cystite ; pas d'albumine dans les urines. Tous
les viscères, y compris le cœur et la rate, sont absolument sains. Point d'hyperthermie. État général
très bon.

On le met aux grands lavages au permanganate de
potasse.

Le 17 mars, l'érythème diffus scarlatiniforme a disparu presque totalement, ainsi que la plupart des taches. Mais au niveau des deux genoux, sur un poignet,
sur la face interne du petit orteil droit, au niveau d'un
coude, on trouve un certain nombre d'élevures rouges,
bleuâtres, exactement semblables à des efflorescences
d'érythème polymorphe.

Le 20 mars, plusieurs de ces éléments sont coiffés
d'un petit soulèvement phlycténulaire (genou), d'autres ont disparu. Au niveau de l'orteil, efflorescence
discoïde, violette, bien circonscrite. L'arthrite sterno-
claviculaire est améliorée ; le malade redresse la tête.
Léger gonflement du genou droit. Persistance des
accidents articulaires dans le petit orteil.

Le 21 mars, l'efflorescence du petit orteil est semée
de trois ou quatre petits points jaunes, qui sont évidemment de petites collections suppurées développées
au-dessous de l'épiderme. Le 22, plusieurs de ces
collections se sont agminées. Incision : il sort à peine
une goutte de pus, mais le derme est comme infiltré
de pus sur une faible épaisseur (2 ou 3 millimètres).
En incisant plus profondément, on traverse des tissus
infiltrés et mous, d'où s'écoule un peu de sérosité, et
l'on arrive sur une phalange dénudée. Il n'y a point
d'abcès péri-osseux ; l'infiltrat sous-épidermique est
indépendant de l'os.

Le 25 mars, état local très bon, mais une sonde
cannelée pénètre entre les extrémités des phalanges.
On perçoit le frottement des deux surfaces articulaires rugueuses si on agite l'orteil.

Le 27 mars, le genou est guéri ; l'arthrite cervicale
a disparu presque complètement ; quelques douleurs
dans l'épaule. L'articulation sterno-claviculaire est
moins tuméfiée. La plaie de l'orteil va très bien, mais
le poignet gauche est douloureux et gonflé.

Le 31 mars, au niveau de l'orteil, il reste une petite
plaie superficielle, rose, presque guérie. Les gonocoques ont disparu du pus uréthral depuis le 24. Pas
d'albumine, point d'altérations viscérales. Point d'hyperthermie ; l'appétit et l'état général sont bons.

2 avril. — Périarthrite violente du poignet gauche.
Amélioration notable de l'arthrite du petit orteil. Les
éléments éruptifs ont complètement disparu.

4 avril. — La plaie de l'orteil est à peu près guérie.
Tout irait très bien si le poignet n'était pas encore
très gonflé et très douloureux.

7 avril. — L'écoulement uréthral n'offre plus que de nombreuses cellules épithéliales, quelques polynucléaires, et des microbes extra-cellulaires mal définis. La plaie de l'orteil est bourgeonnante. A l'examen, on s'aperçoit qu'il y a au-dessous du bourgeon un trajet primaire dans l'articulation. On incise largement le bord interne de l'orteil; on arrive dans la jointure; les extrémités osseuses sont dénudées. Pas de pus. Tamponnement.

L'état du poignet est stationnaire; le malade souffre. L'articulation sterno-claviculaire est toujours gonflée; une ponction capillaire n'en ramène rien.

14 avril. — Tout est en bon état, sauf le poignet, toujours gonflé et douloureux.

Des examens répétés du suintement uréthral y montrent des cellules épithéliales, un petit nombre de polynucléaires, point de gonocoques. La plaie de l'orteil marche très bien. La température vespérale prise régulièrement est constamment normale. Point d'albuminurie; rien d'anormal au cœur.

18 avril. — L'orteil est à peu près guéri. Le poignet va mieux; depuis hier, sur la peau qui recouvre la face antéro-interne des deux genoux, surtout à gauche, on constate cinq ou six taches érythémateuses; les plus larges sont légèrement infiltrées et saillantes (le malade ne prenait point de médicaments).

23 avril. — On retrouve des gonocoques dans le suintement uréthral. On remet le malade aux grands lavages avec le permanganate de potasse.

2 mai. — Orteil cicatrisé. Poignet considérablement amélioré, moins gonflé, moins douloureux. Toute trace d'éruption est effacée.

6

Examen histologique (avec M. Dalous) :

1° Le pus du petit abcès sous-cutané contient en abondance des gonocoques typiques par leur forme, leur groupement endo-cellulaire dans les polynucléaires, etc. A noter l'existence d'un certain nombre de grands macrophages mononucléaires contenant un ou deux polynucléaires remplis eux-mêmes de gonocoques.

2° L'examen d'un fragment cutané enlevé sur le bord de l'incision : alcool, paraffine, coupes en séries, hématéine, bleu polychrome, etc. Pour la recherche et l'identification des microbes : méthode de Finger (bleu de Sahli, décoloration dans une solution étendue d'acide acétique); bleu formolé : méthode de Gram.

a) Epiderme. — Paraît épais, probablement parce que la coupe n'est pas bien perpendiculaire. En tout cas, il est peu modifié; les cellules sont allongées, effilées, avec un protoplasma clair, des noyaux pauvres en chromatine; elles sont disjointes par un œdème purement séreux. Il n'y a point de traces de leucocytes en diapédèse entre elles.

Le corps muqueux est formé de cellules épineuses dont les filaments unitifs sont mis en évidence par l'augmentation des espaces intercellulaires; là, encore, il n'y a à peu près point de diapédèse, mais seulement de l'œdème séreux.

Au niveau du stratum granuleux, un petit nombre de phlyctènes remplies d'un exsudat granuleux.

Couche cornée normale, un peu épaissie; on y note une infiltration leucocytaire d'autant plus in-

tense que l'on se rapproche du stratum desquamant :
ce sont des polynucléaires.

b) Derme. — Immédiatement au-dessous de l'épithélium, infiltration dense et continue de polynucléaires. Ceux-ci sont disposés dans un réticulum
qui représente les débris des faisceaux conjonctifs à
peu près détruits. Le tout est parcouru de nombreux
vaisseaux fortement dilatés et remplis de sang. Un
certain nombre de ces vaisseaux sanguins, artérioles
ou veinules, présentent une tuméfaction énorme de
leur endothélium ; quelques-uns en sont même complètement obstrués ; cette altération se retrouve dans
les vaisseaux les plus périphériques, ceux qui avoisi-
nent immédiatement l'épithélium.

Sur un point, le tissu fondamental est complètement détruit ; il n'y a plus que des polynucléaires,
quelques leucocytes, le tout formant un véritable
abcès ; cet abcès est manifestement formé autour
d'une hémorrhagie ancienne qui en est le centre et où
apparaissent encore quelques débris de fibres conjonctives.

Au pourtour des infiltrats puriformes, il subsiste
des bandes conjonctives entre lesquelles sont accu-
mulés des débris de noyaux.

Un grand nombre de polynucléaires contiennent
des gonocoques typiques par leur forme, leur agré-
gation, leur siège intraleucocytaire ; ils se décolorent
par le Gram. Quelques-uns de ces leucocytes à gonocoques sont eux-mêmes englobés dans de grands macrophages, de même que dans le pus.

3° Examen d'un élément érythémateux excisé au
niveau du genou (acide osmique, alcool, paraffine, etc.).

Par suite d'un accident, la fixation a été très mauvaise. Toutefois (safranine, hématéine, triacide), on distingue encore quelques points de la structure de la lésion.

L'épiderme a conservé sa disposition papillaire normale ; en quelques points limités, il contient de petites cavités remplies de polynucléaires. Les vaisseaux sanguins sont exactement dilatés (vaisseaux horizontaux sous-papillaires) et entourés d'une gaine très dense et très circonscrite de cellules embryonnaires. Il n'y a point d'œdème diffus ni d'infiltration étendue. Il ne semble pas que l'endothélium soit bien atteint ; en tout cas, il n'est ni desquamé ni oblitérant, comme dans la lésion de l'orteil. Le tissu conjonctif dermo-capillaire ne semble pas modifié. La limitation des lésions autour d'un vaisseau sanguin est tout à fait frappante et bien plus accusée que dans les efflorescences d'érythème polymorphe habituel. Mais l'état de la pièce ne nous permet pas d'autres détails.

J'avais remis à MM. Morel et Dalous ce qui restait du fragment pour qu'ils pussent l'examiner au laboratoire de bactériologie. Les résultats de leurs recherches par divers procédés (bleu formolé, etc.) confirmèrent exactement les miens. Seulement, ils rencontrèrent une zone où l'épithélium était envahi par une diapédèse intense. En un point, ils constatèrent nettement l'existence d'un polynucléaire chargé de gonocoques et logé entre les cellules malpighiennes, dans l'épaisseur même de l'épithélium.

La septicémie gonococcique, ajoute M. le Professeur Audry, peut frapper le tégument de plusieurs manières :

1° Par des éruptions pustuleuses à gonocoques (observées par Paulsen, chez l'enfant, et relatées par nous un peu plus haut) ;

2° Par des érythèmes simples, scarlatiniformes, polymorphes, etc., et ce sont justement ceux que nous sommes à même d'étudier ;

3° Par des abcès sous-cutanés développés habituellement sur les doigts (Sahli, Lang et Paltauf, etc.) et dont nous avons parlé au chapitre précédent ;

4° Par des panaris gonococciques, que nous avons étudiés un peu plus haut.

Notre observation offre à elle seule presque toutes ces manifestations : les accidents érythémateux y sont nombreux et variés; on peut considérer comme répondant aux pustules les cavités remplies de leucocytes creusées dans l'épithélium ; l'infiltration leucocytaire à gonocoques du petit orteil représente une ébauche d'abcès sous-cutané. Le voisinage de l'arthrite phalango-phalangienne permet de rappeler le panaris.

Elle ne permet pas de mettre en doute l'existence d'une véritable angiodermite suppurative à gonocoques, développés au niveau des terminaisons vasculaires dont l'endothélium présente des altérations considérables. Il reste à se demander si toutes les lésions cutanées traduisent des angiodermites gonococciques plus ou moins légères, ou bien si à côté de ces lésions causées par l'action

immédiate et locale du gonocoque, il n'en existe
pas d'autres engendrées par l'action des toxines
sur les centres nerveux. Il est probable que cette
hypothèse est la vraie et que les deux mécanismes
pathogéniques se juxtaposent.

D'une manière générale, nous savons que les
septicémies gonococciques sont fréquentes, puisque les arthrites blennorrhagiques en sont une manifestation vulgaire. « Je suis très disposé à croire,
ajoute toujours M. le Professeur Audry, que parmi
les érythèmes polymorphes, il en est plus d'un où
la blennorrhagie joue un rôle essentiel et souvent
méconnu. Je puis moi-même offrir un exemple
des erreurs qui peuvent être commises dans cet ordre d'idées. En 1888, étant encore interne, j'ai publié dans ces *Annales* une observation intitulée :
« Herpès fébrile, généralisé. » Cette observation a
été distinguée récemment, et fort justement, par
L. Merck, qui l'a critiquée comme un exemple
d'éruption septicémique. Or, précisément, la malade qui en faisait l'objet était atteinte de blennorrhagie ; je suis intimement persuadé que son
éruption rentre dans le groupe des septicémies à
gonocoques.

« J'ajoute qu'on a souvent constaté des gonocoques dans du pus d'abcès sous-cutané, dans du
pus de pustules ; mais je crois que c'est la première mention de la découverte de ce microbe sur
des coupes de peau. »

Observation communiquée par M. le D' Rispal.

Nous recevions, le 10 octobre dernier, dans le service de M. le Professeur Caubet, une jeune fille de
vingt-quatre ans, pour des accidents de polyarthrite
aiguë fébrile. En l'interrogeant, on apprenait qu'elle
avait dû subir, il y a un an et demi, un curetage utérin, nécessité par des métrorrhagies consécutives à une
fausse couche de quatre mois. A partir de ce moment,
la malade présenta des symptômes de métrite avec fatigue générale et amaigrissement, lorsqu'elle fut prise,
il y a un mois, de douleurs abdominales et lombai-
res violentes, s'accompagnant d'hémorrhagies persis-
tantes, de pertes jaunes abondantes, de mictions fréquentes et brûlantes. Au bout de quelques jours,
s'alluma une fièvre intense, dépassant 39°, avec frissons, céphalalgie, vomissements, suivie, dès le lendemain, de l'apparition, sur la face dorsale des membres
supérieurs et inférieurs, de quelques volumineuses
phlyctènes, d'abord hémorrhagiques, qui se trans-
formèrent bientôt en pustules jaunâtres. Deux jours
plus tard, se montrèrent des arthrites multiples au
niveau des mains, des coudes, des genoux et des
pieds. Mais les douleurs et le gonflement se localisè-
rent rapidement dans le genou et le cou-du-pied gauche. On constata alors une volumineuse hydarthrose
du genou, ainsi qu'une tuméfaction très douloureuse
avec rougeur et chaleur de la peau, située à la face
dorsale du tarse, exactement limitée à la gaine sy-
noviale de l'extenseur commun des orteils.

L'examen sur lamelles du contenu trouble des phlyctènes révéla l'existence de diplocoques intracellulaires ne prenant pas le Gram, en tout semblables au gonocoque de Neisser, mais sans qu'il soit possible toutefois d'être plus affirmatif en l'absence de culture... Pour compléter les recherches précédentes, il fut également procédé à des investigations portant sur les sécrétions du col utérin et de l'urèthre, où on décela facilement la présence du gonocoque; il n'y eut qu'une lacune : ce fut le défaut d'ensemencement du sang prélevé dans la veine.

Malgré une fièvre modérée, mais persistante (la température oscilla, pendant près d'un mois, entre 37° le matin et 38° le soir), à la suite de ponctions pratiquées dans un but à la fois explorateur et thérapeutique, on eut la satisfaction de noter la disparition de l'hydarthrose du genou, mais surtout, résultat beaucoup plus inattendu, la guérison complète de la synovite purulente. Une nouvelle manifestation blennorrhagique consistant dans une névralgie sciatique, de courte durée, se produisit encore; cependant, les seuls reliquats actuels de cette maladie se réduisirent à un léger degré d'annexite gauche et d'uréthrite chronique.

En résumé, il nous a été permis d'assister, chez cette malade atteinte de blennorrhagie utérine et uréthrale aiguës, à l'explosion d'accidents septicémiques graves dus à la pénétration du gonocoque dans la circulation générale. A défaut de la recherche de l'agent pathogène dans le sang qui a été négligé, le fait est suffisamment démontré par la constatation de symptômes généraux graves, suivis de métastases diverses

au niveau de la peau, des articulations, d'une syno-
viale tendineuse relevant de l'action directe du gonocoque apporté par la voie sanguine.

Observations de Finger.

I. — Une jeune fille de vingt-six ans entre à l'hôpital le 1er mars 1890. Deux jours avant son arrivée,
elle a été subitement prise, le soir, de frissons, de douleurs articulaires et de besoins d'uriner. Le lendemain,
il se produit subitement un exanthème aux jambes ;
des taches hémorrhagiques, variant de la grosseur
d'une tête d'épingle à une lentille, forment cet exanthème. Douleurs dans les articulations du genou et du
pied ; pas de fièvre. Peu à peu, les taches hémorrhagiques pâlissent, les douleurs articulaires cessent, et
la malade semble guérie, lorsque, subitement, le
15 avril, tous les premiers symptômes réapparaissent :
douleurs articulaires, frissons, envies fréquentes
d'uriner, taches hémorrhagiques. Le 1er mai, tout a
disparu.

II. — Homme âgé de vingt-trois ans. Entre à l'hôpital le 25 juin 1880. Il y a quinze jours, le malade a
contracté une blennorrhagie. Dans la nuit du 23 juin,
l'articulation du genou gauche se tuméfie et devient
douloureuse. Le lendemain, la peau de cette même
articulation est recouverte de taches hémorrhagiques.
À son entrée à l'hôpital, on constata une uréthrite
antérieure et postérieure et un épanchement dans
l'articulation du genou gauche. Température, le soir,

38°,4. La cuisse gauche présente sur la surface d'extension des taches hémorrhagiques d'une grosseur variant d'une tête d'épingle à une lentille. Bruit de râle au poumon gauche. L'exanthème pâlit, peu à peu, jusqu'au 28, et l'enflure de l'articulation diminue. Le 29, les articulations des pieds deviennent très douloureuses, et la peau se recouvre de taches hémorrhagiques. Ces symptômes persistent jusqu'au 3 juillet, puis, ils disparaissent pour se reproduire de nouveau. Le 31 juillet, le malade quitte l'hôpital.

III. — Un homme de vingt-trois ans est en traitement à la clinique depuis le 6 septembre 1880 pour une blennorrhagie. Le 9, douleurs articulaires. Le 10, inflammation des ganglions inguinaux et nombreuses taches hémorrhagiques sur les deux bras. Température du soir, 38°,4. Les jours suivants, de nouvelles taches hémorrhagiques se produisent aux mains et aux avant-bras, tandis que celles des bras disparaissent.

Le 15, taches hémorrhagiques au pénis; le 17, au scrotum; le 20, au prépuce et à la face antérieure des genoux.

Le 23, nouvelles plaques de rougeur au scrotum et aux articulations des pieds.

Le 25, enflure et douleur dans l'articulation du coude gauche.

Le 7 octobre, le malade est congédié presque guéri.

De ces observations, Finger conclut qu'il n'y a aucune relation directe entre les manifestations cutanées et la blennorrhagie; il s'agit, pour lui, d'une maladie réflexe de la peau, comme cela se produit dans certaines affections génitales, et, en particulier, dans la dysménorrhée.

Litten parvient à de tout autres conclusions en se fondant sur cinq observations : il voit un lien très étroit entre la manifestation cutanée et la blennorrhagie.

Observations de Litten.

I. — Un homme de vingt-un ans, après une blennorrhagie qui a duré trois semaines, se plaint de vives douleurs dans l'articulation métatarso-phalangienne droite; les jours suivants, l'articulation enfle et devient encore plus douloureuse; puis, le genou droit se tuméfie à son tour. Les extrémités inférieures présentent en quelques endroits des taches rouges. Température normale le matin, 38°,5 le soir. Les jours suivants, de nouvelles plaques purpurines se forment en diverses parties du corps. Six semaines après, l'affection articulaire du genou et du pied finit par disparaître. Les taches hémorrhagiques récidivent encore très souvent avec une élévation de température. L'uréthrite et la tuméfaction de l'articulation métatarso-phalangienne résistèrent encore assez longtemps à la thérapeutique.

II. — Un jeune homme de dix-sept ans présente, quinze jours après l'apparition d'une blennorrhagie, une tuméfaction de l'articulation métatarso-phalangienne droite et du genou droit. Bientôt, les extré-

mités inféi ieures se recouvrirent de nombreuses
petites taches rouges : en quelques semaines, il y
eut trois poussées successives ; ces taches persistèrent
ainsi quelques semaines pour disparaître complètement.

III. — Litten rapporte un autre cas, discutable
peut-être, parce que le malade absorba du copahu,
mais où des poussées d'urticaire se manifestèrent à
la suite d'une première atteinte de blennorrhagie.

IV. — Chez un homme de vingt-quatre ans, au
cours d'une blennorrhagie opiniâtre qui dura près
de six mois, apparut une tuméfaction douloureuse
dans l'articulation métatarso-phalangienne du gros
orteil gauche et dans celle du genou du même côté.
Température, 38° le matin et 39° le soir. Endocardite. Taches hémorrhagiques sur tout le corps. Peu à
peu, les phénomènes régressent, mais pour reparaître
encore une fois trois semaines plus tard.

V. — Un homme de trente trois ans, qui avait
déjà eu, il y a quelques années, une blennorrhagie
compliquée d'orchite, contracta une deuxième blennorrhagie, et, huit semaines environ après, il eut de
l'arthrite dans l'articulation du genou et du pied
droits. Les douleurs articulaires augmentèrent d'intensité, la température s'éleva, le soir, jusqu'à 39°, et
bientôt se développa une endocardite mitrale et une
tuméfaction de la rate. En même temps, il y eut de
l'hématurie, et l'on trouva dans l'urine de l'albumine
et des cylindres. Les bruits du cœur sont sourds ;
bruit systolique à la pointe. Au début même de la
maladie s'étaient produites des taches hémorrhagi-

ques tout autour des articulations malades. En qua-
rante jours, il se produit trois poussées successives
de taches semblables.

Observation de His.

Un jeune homme de dix-neuf ans contracte une
blennorrhagie à la fin de février 1892. Trois semaines après, il en est guéri. Le 26 mars, la blennorrhagie reparaît. Le malade a des frissons ; la température monte à 40°5, et bientôt son corps tout entier
est recouvert de petites taches rouges disparaissant
à la pression : la plante des pieds, la paume des
mains et le cuir chevelu sont les seules parties qui
ne soient pas atteintes ; 104 pulsations régulières.
Pas d'albumine. La veille de sa mort, se produisirent
des hémorrhagies aux paupières, aux membres et au
tronc, et de l'œdème aux malléoles.

A l'autopsie, on trouve des hémorrhagies à la
plèvre, au péricarde, à l'endocarde et au péritoine.
Reins grossis, œdémateux, infarctus blanc dans le
rein gauche. Dans la rate, infarctus et hémorrhagies.
Valvules de l'aorte ulcérées. Hémorrhagies dans les
testicules.

De pareilles complications sont certainement
assez rares ; il semble même douteux qu'il s'agisse
réellement, dans ce cas, d'une affection purement
blennorrhagique ; tout porte à croire qu'on se
trouve en présence d'une complication secon-

daire, peut-être septique, de la blennorrhagie.

D'autres phénomènes emboliques ont été décrits, et presque tous se développent en même temps qu'une endocardite. C'est ainsi, par exemple, que Thomas rapporte le cas d'une embolie du cerveau avec paralysie droite survenue au cours d'une blennorrhagie avec affection articulaire et endocardite.

Welander rapporte un cas très intéressant au sujet des affections cutanées hémorrhagiques. C'est un homme qui, à la suite d'une première atteinte de blennorrhagie, eut de la fièvre, des douleurs articulaires et un exanthème, en partie papulo-érythémateux, en partie hémorrhagique. Quelques mois après, il contracte une nouvelle blennorrhagie, et les mêmes phénomènes reparaissent : la température arrive même à 41°. L'exanthème dont est recouvert le malade est remarquable en ce que les papules présentent à leur sommet des bulles plus ou moins grosses ; peu à peu, l'exanthème disparaît, mais pour reparaître en d'autres endroits du corps. En même temps se développent une endocardite, une tuméfaction de la rate et une néphrite avec cylindres hyalins dans l'urine. L'affection dura ainsi près de quatre mois, et la fièvre eut un caractère nettement intermittent.

Ce cas de Welander rappelle d'une façon étonnante le cas décrit par Buschke ; cependant, tandis que dans le cas cité par Buschke, il s'agissait d'une affection analogue à l'érythème noueux, dans le cas cité par Welander, il persiste un exanthème hémorrhagique et papulo-vésiculeux. A part cela, la marche de la maladie, les manifestations générales, le type de la fièvre, l'affection de la rate et du cœur, tout rappelle d'une façon extraordinaire le premier cas cité par Buschke.

ÉVOLUTION ET PRONOSTIC

Les éruptions cutanées d'origine gonococcique évoluent en général de la même manière : apparaissant le plus souvent d'une façon insidieuse, soit au début de l'infection, soit quelques jours après, elles évoluent généralement sans trop influencer l'état général du malade. Puis, elles augmentent peu à peu d'étendue, se localisent, prennent un caractère particulier, distinctif, et au bout d'une huitaine de jours, en général, se résorbent, ne laissant aucune trace de leur passage si ce n'est quelquefois une desquamation furfuracée.

Il arrive cependant quelquefois que l'évolution n'est pas aussi simple. Tantôt ce sera un exanthème absolument semblable à la scarlatine ; en quelques heures, le malade aura tout le corps recouvert de grandes taches rouges, puis, vingt-

quatre heures après, l'éruption aura disparu.
Tantôt, au contraire, ce sera un exanthème qui
durera des semaines et des mois, qui présentera
un tout autre aspect que la scarlatine, et qui se
résorbera pour permettre à l'éruption de réapparaître en d'autres endroits du corps.

La question de la température est peut-être ce
qu'il y a de plus intéressant dans l'évolution de
pareilles manifestations cutanées. Tantôt, en
effet, nous voyons des exanthèmes évoluer avec
une température absolument normale; tantôt, au
contraire, nous observons une très grande élévation de température. La forme extérieure de
l'éruption n'a aucun rapport avec la température : pour la même manifestation cutanée, il y
aura tantôt de la fièvre, tantôt pas. Enfin, la
température peut s'élever plus ou moins rapidement, durer plus ou moins longtemps, présenter
une courbe plus ou moins régulière pour tomber
enfin soit en lysis, soit brusquement. La marche
de la température, dans le cas rapporté par
Buschke, est très intéressante : elle ressemble,
en effet, d'une façon frappante, à celle de la
Malaria.

Lesser a voulu donner une explication à cette
marche toute spéciale de la température, et il a
émis cette hypothèse que le virus blennorrhagique produisait, en pénétrant dans la circulation,
une grande élévation de température; le virus,
ne pouvant résister à des conditions aussi défavo-

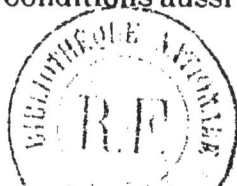

7

rables de température, serait presque aussi détruit, et la température tomberait pour s'élever de
nouveau quand une autre quantité de virus péné-
trerait dans le sang.

Quant à l'écoulement, il semble n'être influencé
en rien par la manifestation cutanée ; il ne diminue pas d'intensité, comme cela arrive dans quelques complications blennorrhagiques, telles que
l'orchite et le rhumatisme : il semble évoluer ici
pour son propre compte, et n'avoir aucun rapport
avec l'éruption.

En général, le pronostic n'offre rien de bien
grave. Cependant, il est des cas où les conditions
individuelles du sujet doivent attirer l'attention.
Besnier ne disait-il pas : « Tous ces érythèmes
peuvent être ou non infectieux, selon la nature,
le degré de l'agent virulent et les altérations secondaires qu'ils peuvent produire ; mais surtout
et par-dessus tout, selon la nature du sujet, ses
conditions individuelles, lesquelles, bien mieux
que la nature de l'irritant, font la maladie bénigne ou maligne, légère ou grave. »

DIAGNOSTIC

Les caractères tout particuliers de ces manifestations cutanées nous paraissent suffisants pour
distinguer cette affection de toute autre : il n'est
pas possible, en effet, d'avoir de doute si l'on
trouve en même temps et un écoulement uréthral
et une éruption polymorphe à évolution toute
spéciale.

Cependant, l'existence de la blennorrhagie peut,
dans certains cas, être méconnue ; bien souvent,
le malade n'a plus qu'un écoulement chronique,
peu abondant, dont il se soucie fort peu et dont il
ne parle pas. D'autres fois, on se trouvera en présence d'une femme qui ignorera son mal, ou, si
elle le connaît, n'en parlera nullement, soit qu'elle
n'ose l'avouer, soit qu'elle ait intérêt à le dissi-

muler ; quelquefois même, elle niera de la façon
la plus formelle être atteinte de chaudepisse.
Dans ces cas, le diagnostic sera, le plus souvent,
délicat, et si la nature de l'éruption ne fait pas
songer à la blennorrhagie, il arrivera, la plupart
du temps, que l'on se méprendra sur la nature de
l'affection.

Il ne faudra pas confondre un érythème blennorrhagique avec certaines fièvres éruptives,
telles que la variole, la rougeole, la scarlatine : la
localisation et l'évolution de l'éruption, ainsi que
les phénomènes généraux, suffiront, le plus souvent, à mettre sur la voie. Quant aux taches lenti-
culaires de la fièvre typhoïde, elles se distingue-
ront toujours par l'allure même de la maladie, et
surtout par les phénomènes généraux qui, dans
la dothiénentérie, seront toujours plus inquié-
tants.

L'on ne confondra pas non plus l'érythème
blennorrhagique avec l'urticaire : ce dernier se
reconnaîtra toujours à son aspect, et surtout à la
sensation de cuisson et de picotement, qui rappelle la douleur de la piqûre d'ortie.

Enfin, l'on devra toujours songer aux éruptions
d'origine médicamenteuse ; mais, dans ce cas, il
suffira, le plus souvent, d'interroger le malade. Cependant, l'érythème blennorrhagique peut facilement être confondu avec l'érythème copahivique ;
le diagnostic est même impossible à établir, si
l'éruption survient chez un malade à qui l'on a fait

prendre du copahu. On a prétendu cependant qu'il y avait entre eux des caractères différentiels très nets : l'éruption copahivique se produirait lentement et se limiterait aux mains, aux poignets, aux genoux, aux malléoles et aux pieds.

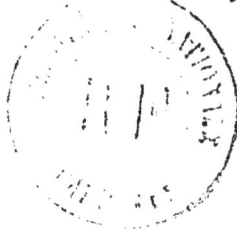

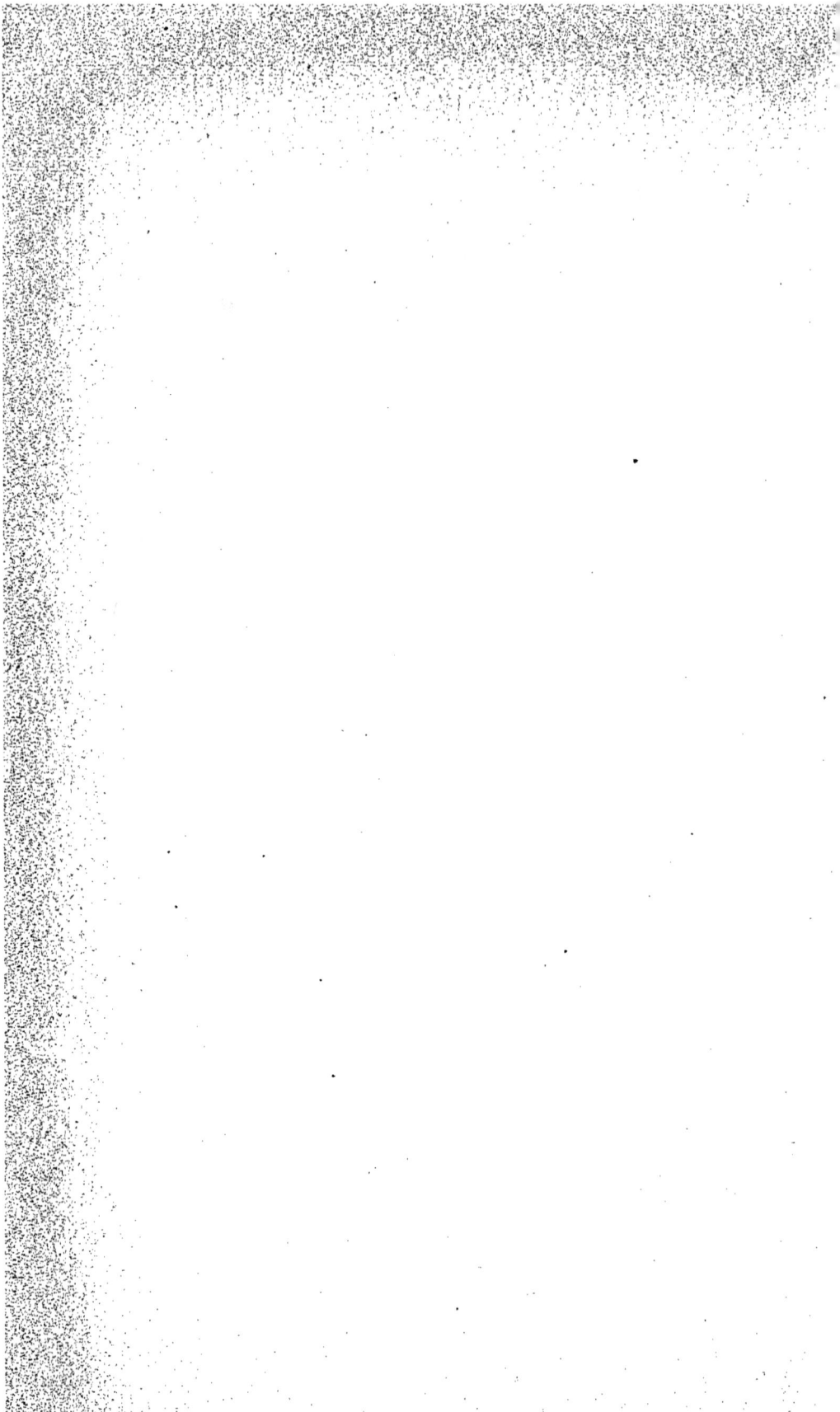

CONCLUSIONS

I. — Comme la plupart des maladies générales
infectieuses, la blennorrhagie peut présenter
non seulement des complications locales,
mais encore des complications à distance :
les éruptions cutanées, survenant en dehors
de toute médication, rentrent dans ce dernier groupe.

II. — Ces manifestations cutanées, d'origine gonococcique, sont exceptionnelles si l'on considère combien est fréquente la blennorrhagie.

III. — Survenant, en général, dans le cours de la
chaudepisse, s'accompagnant, le plus souvent, de phénomènes généraux peu intenses,
elles se présentent sous des formes tout à

fait diverses et multiples : ce sont tantôt des poussées de purpura, tantôt des éruptions de croûtes cornées, tantôt des érythèmes à formes et à caractères multiples, tantôt enfin des abcès sous-cutanés, voire même des panaris.

IV. — Leur pathogénie est complexe et difficile à retenir. Pour notre part, il nous semble que l'on doit se ranger à la théorie de l'infection par le gonocoque, sans perdre cependant de vue l'action des toxines gonococciques sur les centres nerveux : il est probable même que ces deux mécanismes se juxtaposent et se complètent.

V. — Quant au diagnostic, il est, en général, facile ; il ne faudra pas confondre l'éruption gonococcique avec l'éruption de certaines affections, telles que la rougeole, la scarlatine, la fièvre typhoïde : il suffira d'y songer pour éviter, la plupart du temps, une erreur. Le diagnostic avec l'érythème copahivique est beaucoup plus délicat : il est même à peu près impossible lorsque l'éruption apparaît chez un malade qui a été soumis au copahu, ne serait-ce que pendant quelques jours.

BIBLIOGRAPHIE

---

1. ALMQUIST. — Gonorrhæ Phlegmon (Archiv. für Dermatologie und Syphilis, n° 49).

2. AUDRY. — Angiodermite suppurée à gonocoques (Annales de Dermatologie, juin 1905).

— Sur la paroi de quelques abcès blennorrhagiques du pénis (Journal des maladies cutanées et syphilitiques,·1902).

3. BERGERON. — Dermopathies blennorrhagiques (Thèse de Paris, 1893).

4. BOREL. — Des abcès blennorrhagiques péri-uréthraux (Thèse de Montpellier, 1880).

5. BUSCHKE. — Gonorrhæ Exanthème (Archiv. für Dermatologie und Syphilis, 48, Jahr 1899).

6. DE MOLENES. — Erythème blennorrhagique (Annales de Dermatologie, 1889).

7. HARDY. — Mémoire sur les Abcès blennorrhagiques. Paris, 1864.

8. Heller. — Phleb. blennorr. (Berlin. Klinische Wochenschrift, 1904).

9. Jacobi. — Les Métastases blennorrhagiques (IVᵉ Congrès allemand de Dermatologie. Berlin, 1894).

10. Jacquet. — Sur un cas d'arthro-blennorrhagisme avec troubles trophiques (Bulletin de la Société médicale des hôpitaux, 28 janv. 1897).

11. Jullien. — Traité des Maladies vénériennes.

12. Lang et Paltauf. — Archiv. für Dermatologie und Syphilis, 1893.

13. Lebret. — Dermites pyémiques (Annales de Dermatologie, 1903).

14. Mesnet (R.). — Érythèmes blennorrhagiques (Thèse de Paris, 1883).

15. Meyer (F.). — Panaris gonococciques (Société de méd. int. Berlin, juin 1903).

16. Mœller. — Gonorrhæ externe (Archiv. für Dermatologie und Syphilis, 1904).

17. Morère. — Abcès du pénis (Thèse de Toulouse, 1904).

18. Orillard et Sabouraud. — Erythème noueux au cours d'une septicémie à streptocoques (Médecine moderne, 1893, nᵒ 11).

19. Orlipski. — Un cas d'urticaire blennorrhagique habituel (Münch. Medicinis. Wochenschrift, 1902).

20. Patoir. — L'infection blennorrhagique; ses accidents généraux, et manifestations à distance (Thèse de Lille, 1895).

21. Paulsen. — Blennorrhæ Exanthème (Münch. Medicinis. Wochenschrift, 1901, nᵒ 25).

22. Rispal.. — Synovite tendineuse suppurée gono-coccique (Toulouse-Médical, février 1904).

— Abcès gonorr. du gland (Toulouse-Médical, 1904).

23. Robert. — Troubles trophiques cutanés. Cornes cutanées. Paris, 1897.

24. Sahli. — Correspondanz Blatt für Schweizer Aerzte, 1887, n° 16.

25. Scholtz. — Gonorrhæ (Archiv. für Dermatologie und Syphilis, n° 49, 5, 16).

26. Sée (Marc). — Le Gonocoque (Thèse de Paris, 1896).

27. Souplet. — Blennorrhagie, maladie générale (Thèse de Paris, 1893).

28. Thomas-Thomesco. — Dermatoses : Etiologie générale (Thèse de Paris, 1896).

29. Tollemer et Macaigne. — Remarques sur un cas de synovite tendineuse suppurée due au gono-coque (Revue de Médecine, 1893, n° 11).

30. Communications et rapports au Congrès Inter-national de Dermatologie et Syphiligraphie de Paris, 1900 (Lesser, Balzer, Toumasoli, etc., Compte rendu, p. 225).

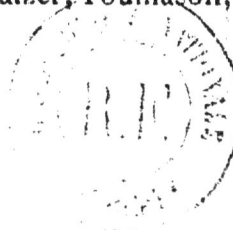

Toulouse. — Imp. J. Fournier, boulev. Carnot, 62.

www.ingramcontent.com/pod-product-compliance
Lightning Source LLC
Chambersburg PA
CBHW071448200326
41519CB00019B/5664